覚えてるよ！
生まれる前のこと

出生前記憶からわかる、幸せ妊娠＆胎教BOOK

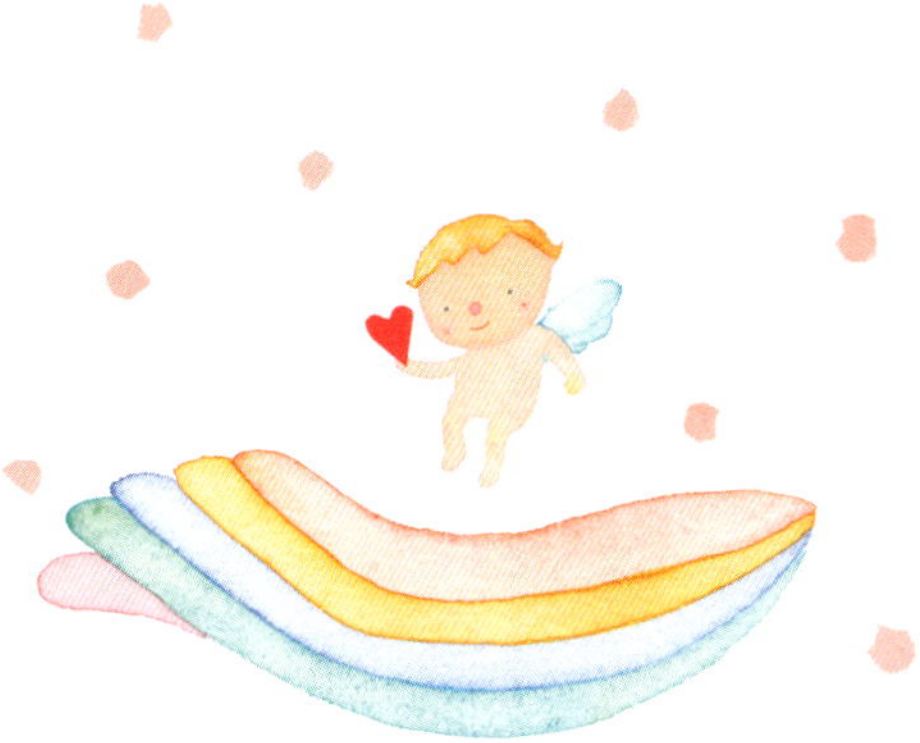

池川クリニック院長
池川 明
絵／ミウラナオコ

プロローグ

赤ちゃんは、あなたと約束して天国から生まれてくる

生まれる前のことを覚えている子どもたちがたくさんいることを、みなさんはご存じでしょうか。

私は２０００年から出生前記憶《しゅっせいぜんきおく》の調査を始めました。特に２００２年から翌年にかけては、長野県諏訪《すわ》市と塩尻市の保育園および幼稚園で、３６０１組の親子を対象とする、大規模アンケート調査を実施しました。回答を得た１６２０組の内容を分析したところ、なんと３人に１人の子どもが「生まれる前のことを覚えている」ことがわかったのです。

一連の調査からは、赤ちゃんが何もわからない存在ではなく、天国からやってきた存在で、おなかの中でも、さまざまなことを敏感に感じとっていることがわかりました。


子どもたちは口々に語ります。

天国からママとパパを選んで、おなかに宿ったこと。

ママが大好きで、ママを幸せにするために生まれてきたこと。

おなかの中では、ママの語りかけをわくわくしながら待っていること。

お産のときは、赤ちゃん自身もママと心を合わせ、がんばって外に出ようとしていること。

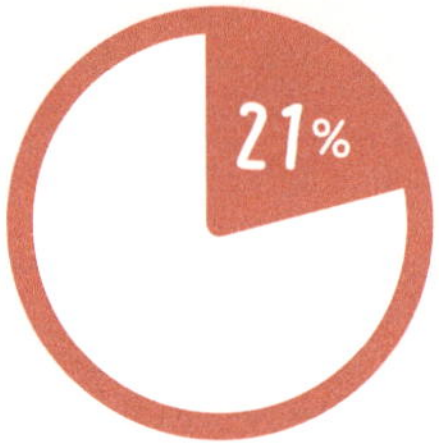

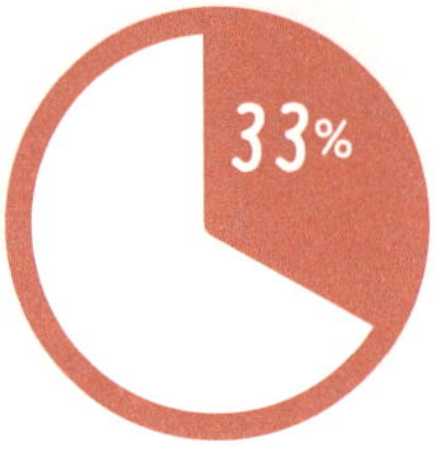

「胎内記憶・誕生記憶に関するアンケート調査研究」(2002〜2003年)より
※グラフ内の数字は、小数点以下を四捨五入しています。

自分で決めた人生のミッションを果たすため、生まれてきたこと。

そんな子どもの記憶を妊婦さんにお話しすると、深い感動とともに受けとめてくださいます。そして、妊婦さんの気持ちが明るくなって、お産や子育てにまつわる不安が軽くなり、赤ちゃんと会う日をいっそう楽しみにしてくださるのです。

その気持ちの変化が、妊娠の経過やお産、赤ちゃんによい影響を及ぼします。また、意識しておなかの赤ちゃんに語りかけるようにすると、母子の絆《きずな》が深まり、幸せな子育てにつながっていきます。

出生前記憶という不思議な現象に、私たちは、なぜ、心ひかれるのでしょうか。60ページのコラムで詳しくご説明しますが、この記憶についてさまざまな形で発表したところ、大きな反響をいただいています。

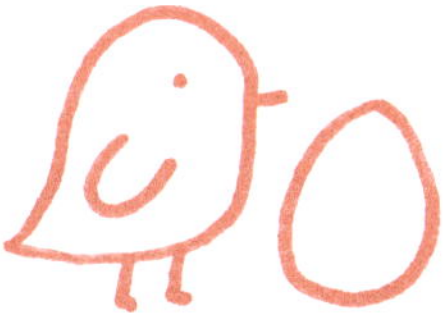

それはきっと、大人が忘れている事実を教えてくれるからです。
その事実を知ると、「人はなぜ生きるのか」という根源的な問いに答えてくれる新しい人生観が見えてきます。生きていることの喜びが実感できるようになり、希望が生まれます。

この本では、こうした希望を支えに、妊婦さんにありがちな悩みを解決し、幸せなお産と子育てを実現する、いままでの拙著にはない新しいスタイルで話をすすめます。

まず1章では親子の絆づくりについて、2章ではおなかの赤ちゃんのようすについて、3章では妊娠生活や胎教について、4章ではお産時の心がまえや準備について、5章ではお産でトラブルが起きたときについて、疑問や不安を解消していきます。
6章では出生前記憶の聞きとり方法をご提案し、それぞれのご家庭

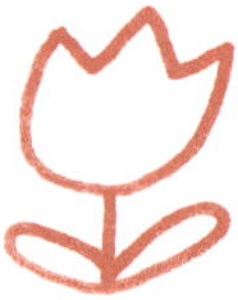

で子育てや家族のあり方を学べるようにします。

そして7章では、前章まで述べてきた人間観、世界観を裏づける学問的研究や調査をご紹介しましょう。

この本でお伝えする人生観は、すべて幼い子どもたちの記憶から導きだされたものであり、大人が理屈で考えだしたものではありません。ですから、各章ではなるべく子どもの言葉をご紹介し、それを解説するという構成をとりました。


本書で使う用語についても、ご説明しましょう。一般に正確な定義はまだありませんが、本書では私が使っている次のような言葉を使うこととします。出生前記憶というと、胎内記憶（胎児としての記憶）や誕生記憶（陣痛が始まってから誕生直後までの記憶）が最もよく知られています。さらに、中間生記憶（前世の終了時から受精までの記憶）

出生前記憶			
前世記憶（過去世）	中間生記憶（天国）	胎内記憶（おなかの中）	誕生記憶（出産時）

や前世記憶（過去の時代に別の人として生きていた記憶）といった、受精前の記憶もあります。

この本では、この４つの記憶をまとめて出生前記憶と呼び、お産、子育て、そして人生のあり方を考えるヒントにしようと思います。


いのちの誕生は、科学的実証を超えています。赤ちゃんを「つくる」と表現する方もいますが、赤ちゃんは「授かる」ものなのです。だから、一つひとつのお産が、かけがえのないものであり、この本を読んでいるあなたが、愛する人にめぐりあい、いま新しいいのちを宿しているとしたら、それは奇跡といっていいのです。

出生前記憶は、大人に、そうした奇跡を奇跡として思い出させてくれ、そして、たましいに関する事実に目を開かせてくれます。

考えてみれば、子どもたちがそうしたテーマにちょっぴり詳しいのも、当然かもしれません。だって、子どもたちはなんといっても、あちらの世界からこちら側に来たばかりなんですから。

その子どもたちの言葉を通して、あなたの赤ちゃん観が変わり、あなた自身の人生が変わり、もっと幸せに生きることができるようになることを、私は祈っています。

２００８年７月

池川 明

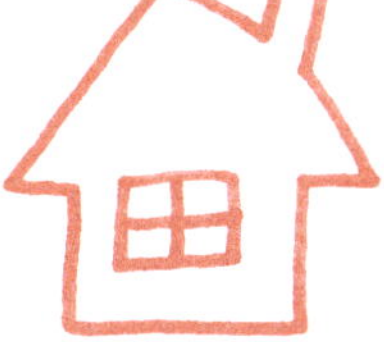

もくじ

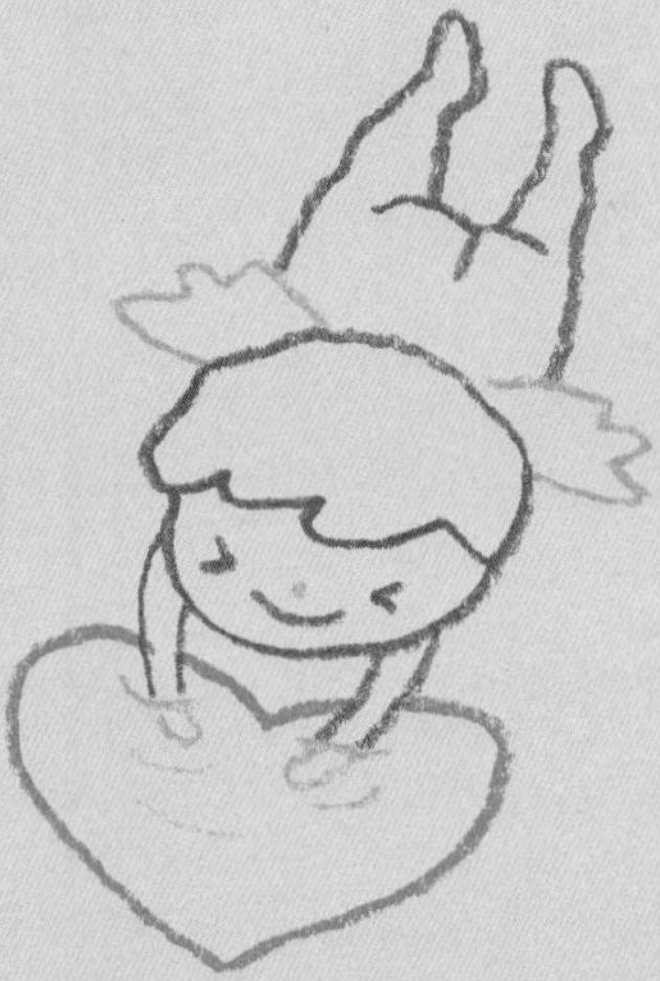

5章 万一、トラブルが起きたらどうすればいいでしょうか?

どんなお産も、深い意味があるかけがえのないお産です

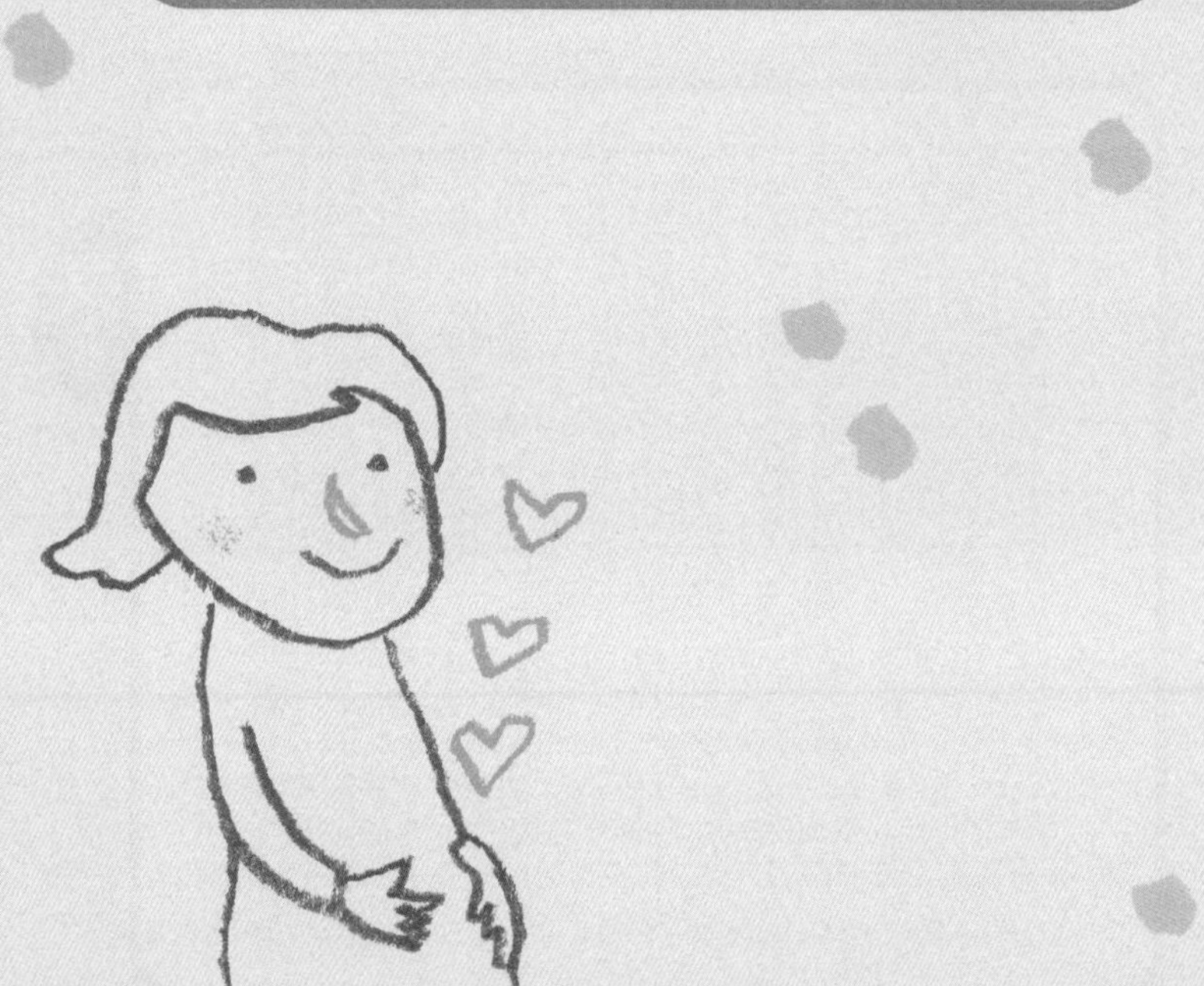

6章 子育て中の人へ

7章 もっと詳しく知りたい人へ

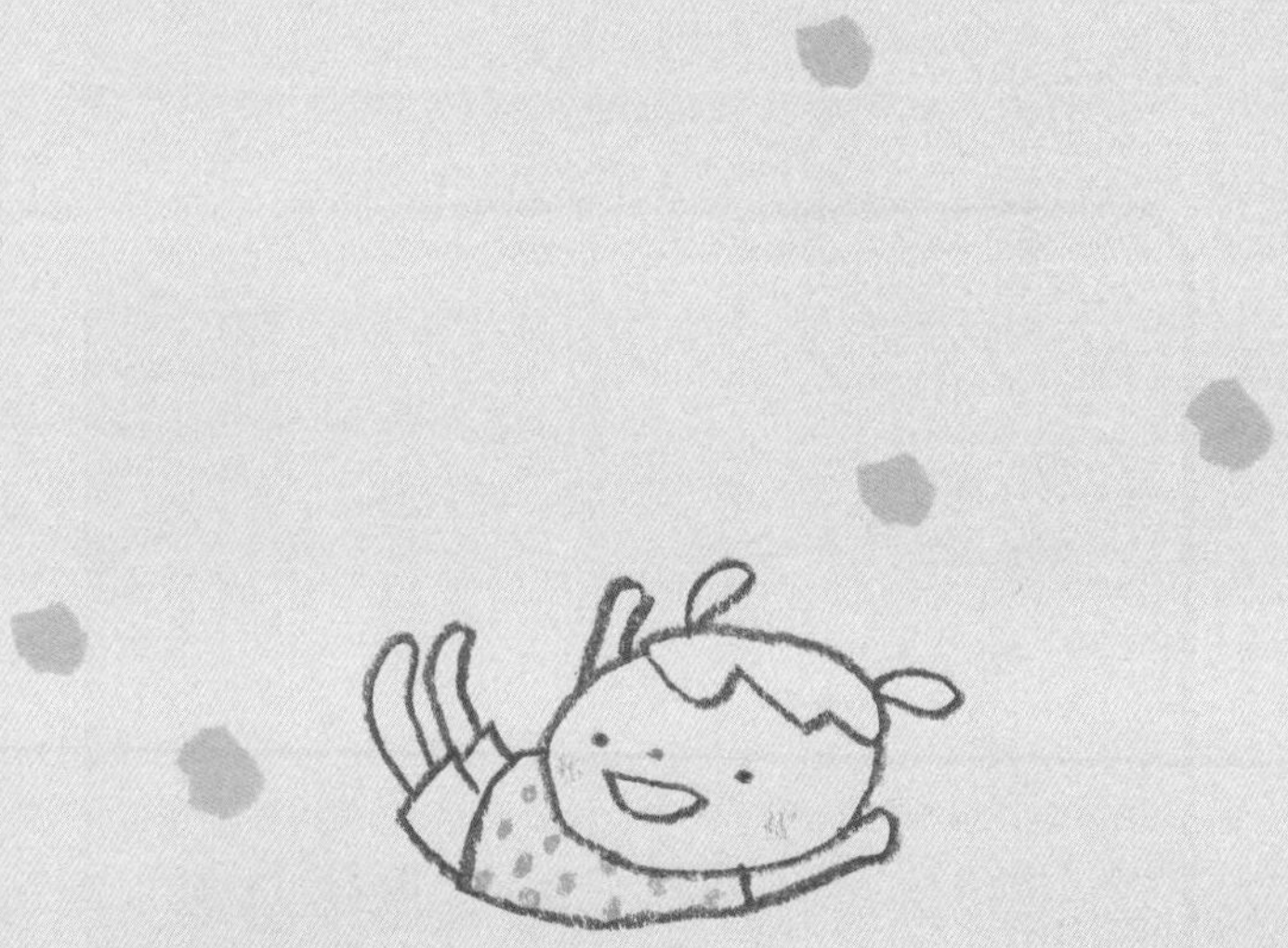

妊娠を考えている人へ

1章

私、いいお母さんになれるかしら？

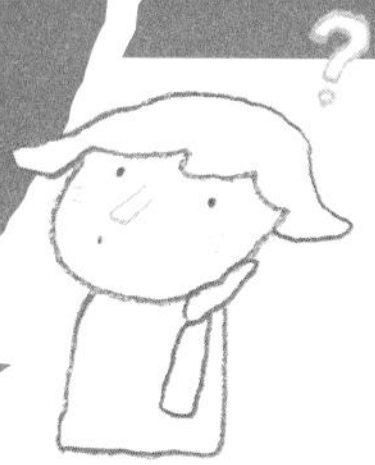

大丈夫！ 赤ちゃんは あなたを選んでやってくる！

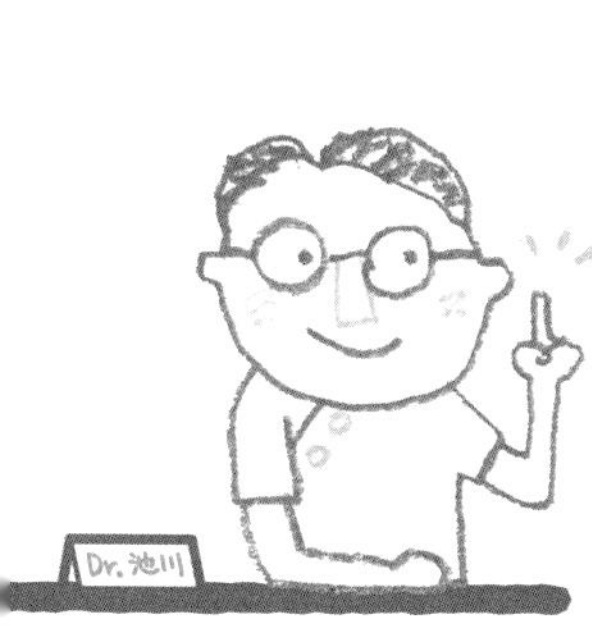

さあ、感動の旅を始めましょう。子どもたちが語る出生前記憶のうち、「中間生記憶」と「前世記憶」から、驚きの事実が見えてきます。愛あふれる言葉に、ママになる不安は、吹き飛ぶことでしょう。

①おなかに入る前はどんな姿なの？

★「（おなかに入る前は）光がいっぱいのところ（にいたよ）。
天使さんのお手伝い（をしていた）」
（「羽はあった？」）
「もちろん！　お母さんが大きくなるのを、
ぼくはずっと待っていたんだよ」（なおきくん・3歳）

おなかに入る前に羽があったとか、ふわふわ飛んでいたという子どもはたくさんいます。神さまや天使のお手伝いをしていた、と語る子どももいます。まるで、羽の生えた赤ちゃん天使、キューピッドのようですね。もしかしたら、お母さんとお父さんを出会わせてくれたのは、おなかに入る前の赤ちゃんだったのかもしれません。

はやとはエネルギーだったの。（はやとくん・3歳）

おなかに入る前は「たましい(光)」だった!

★「ぼくね、光やったよ。光のお友だちがたくさんいた。ひいおじいちゃんとひいおばあちゃんが来てくれて、おうちはあそこじゃけん、って教えてくれた。だから来たんだよ」(あさひくん・4歳)

お母さんとお風呂に入っていて「ママのおなかの中、どんなだった?」と聞いたところ、すらすら答えてくれたそうです。「光」というのは、一つのキーワードのようです。「おなかの中の赤ちゃんが見える」と言う上の子が、「赤ちゃん、光っている」と言うこともあります。おなかに入る前、子どもたちは光そのもの――たましいだったのです。

ゆづきは青い羽だったから青い光。違う色の羽の子は違う透明な光だよ。(ゆづきくん・4歳)

②赤ちゃんはどこからやってくるの？

★「ママのおなかに来る前は、お空にいたんだよ。お友だちと手をつないで、お空を飛んでたの。お歌、歌ってたの。お空はね、（地上の空よりも）もっと白っぽいんだよ。キラキラしてるの」（さなえちゃん・2歳）

2歳頃、布団の中でお母さんに語ってくれたお話です。多くの子どもたちが、生まれる前、お友だちと雲の上から地上を眺めて、「あのママがいい」「かわいい」「優しい」などと言っていた、と語っています。そしてそれぞれ、いちばんお気に入りで大好きなお母さんのところに、はるばるやってくるのです。

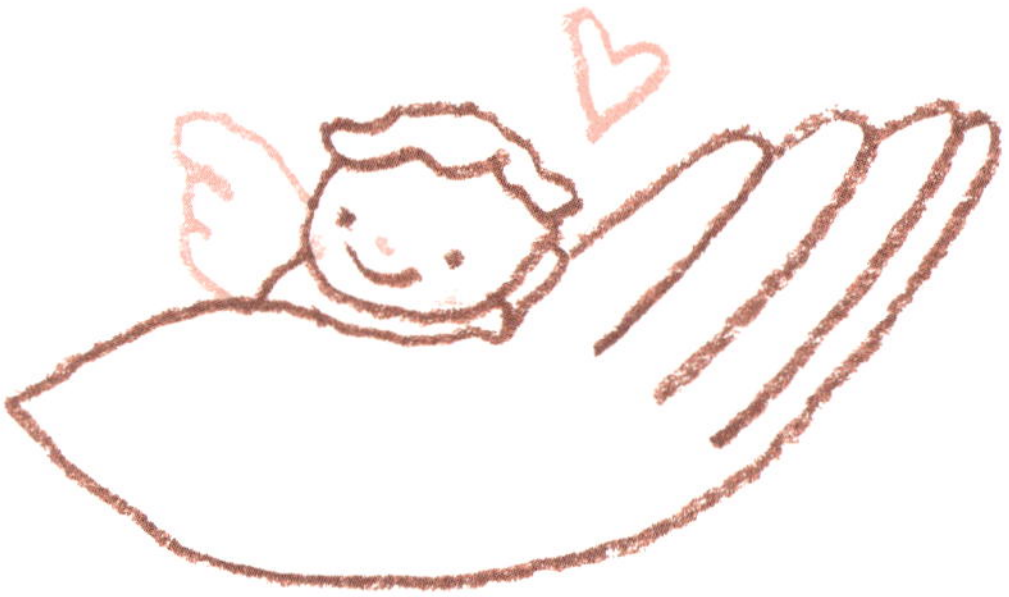

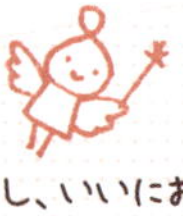

（天国は）夢が何でもかなうの。みんな優しいし、いいにおいがしているの。そこはごくらくって言うんだよー。（みうちゃん・3歳）

★「（ママのおなかに入る前は）自然がいっぱい（あるところにいた）。ここ（地上）では見たことのない鳥や魚や虫がいっぱいいて、白い花がいっぱい咲いていているところに、ずーっといた。草むらを歩いていくと大きな門があって、門の前に立ったら、門が開いて、中がピカーンって光った。それで、気がついたら生まれてた」（はやとくん・10歳）

「雲の上（天国）」からやってくる！

はやとくんは4歳まで言葉が出ませんでしたが、10歳頃になって突然、お産のときの話を始めました。そこでお母さんがさかのぼって聞いたところ、生まれる前のことも考えながら答えてくれました。生まれる前の世界についての描写は、細かい点は子どもによって異なります。けれど、いずれも雲の上、魔法の国、花畑といった、あたたかく居心地のいい空間で、お友だちと遊びながら生まれる順番を待っていたことは、ほぼ共通しています。

あんな、花が咲いとったん。ピンクとかブルーとかいっぱい。そんで後ろに神さまがおったん！（男の子・4歳）

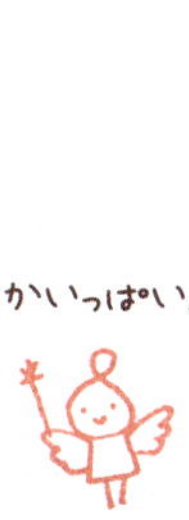

③親子の絆は、妊娠する前から？

★「『生まれてもいいのかな』って思って、神さまのところに行ったら、『いいですよ』っていう答えだったんで、羽をつけてもらって行きました。お母さんは、けっこう前から選んでいました。（なかなか生まれなかったのは）お母さんが忙しかったから」（さとみちゃん・12歳）

お母さんはさとみちゃんが生まれる前の数年間、仕事がとても忙しく、その仕事が一段落して、そろそろ赤ちゃんがほしいと思ったとたん妊娠し、さとみちゃんが生まれました。お母さんはさとみちゃんから「すごく待たされた」と、責める口調で言われたこともあります。さとみちゃんは、空中に浮いている扉を開けて地球に近づき、お母さんをさがしたことも覚えています。

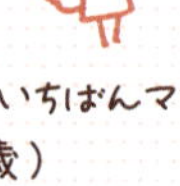

世界中さがして、いちばんママがよかったの。自分で選んだ。

（りゅうのすけくん・6歳）

★「ゆかちゃん（妹）と一緒にお母さんを見にきたことは、覚えている。（そのときの）お母さんは中学生くらいで、寝ていた。そのあとは一人で、何回か見にきた。生まれてくる前、まだおなかの中にいなかったとき、お母さんの後ろを飛んで見守っていたのも覚えている。話しかけたけど、気づいてもらえなかった」（かつやくん・13歳）

じつはお母さんも中学生の頃、印象的な夢を見ています。自宅の2階で寝ているのに、庭に10歳くらいの男の子と6歳くらいの女の子が立って部屋を見上げているのがわかるという夢です。お母さんはのちに、夢の2人の身長差が現在のかつやくんとゆかちゃんの身長差とほとんど同じことに気づきました。お母さんは、夢で子どもたちが会いにきたのかもしれないと感じています。

ママとパパを選んで生まれてくる！

ひろあきは生まれる前から約束しとったよ、お母さんの子どもになるって。（ひろあきくん・5歳）

④きょうだいや友だちとも約束してきたの？

★（生まれてすぐの写真を見て）「まなちゃんが生まれたときね、みさきちゃんが上からまなちゃんのこと見てたんだよ」

（「生まれる前、何をしていたの？」）

「みさきちゃんと川でね、石投げて遊んでたんだよ。そうしたらね、お父さんが『まなー』って呼んだからね、みさきちゃんに『待っててね』って言って、先に生まれてきたんだよ」（まなみちゃん・3歳）

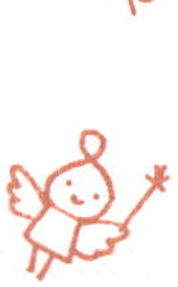

まなみちゃんとみさきちゃんは、生まれる前から仲よしだったんですね。このように雲の上できょうだいとして生まれる約束をしたという話は多く、「じゃんけんで生まれる順番を決めた」「ぼくが先に生まれるはずだったのに、お兄ちゃんに横入りされちゃった！」という子どももいます。

ふたりできょうだいになる、って決めてきた。（身近な）友だちのことは空で会って知っていた。（みゆちゃん・8歳、きりちゃん・5歳）

仲よしの人とは深い縁がある！

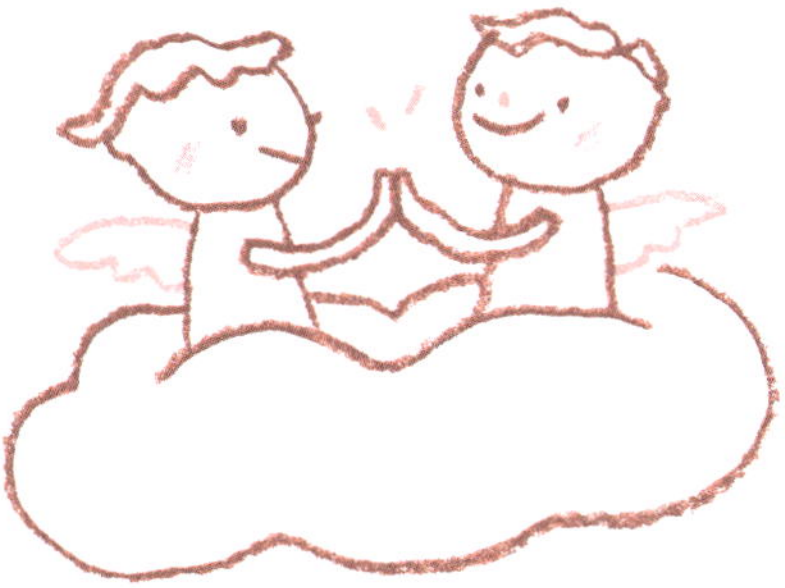

★「『この子、知っている』って思った。お互いに、なつかしかったような、会ったことのあるような」（さやかちゃん・10歳）「でも、そのときは雲の上の話はしなかったね」（さとみちゃん・12歳）

雲の上で一緒に遊んでいた友だちとこの世で再会した、というケースもあるようです。さやかちゃんとさとみちゃんは幼稚園の頃、バザーで初めて出会いました。さとみちゃんはさやかちゃんに飛びつかれ、すぐに「あ、天国で一緒に遊んでいた子だ」と言ったそうです。その場にいたお母さんたちは、鳥肌が立ちました。ふたりは学年は違いましたが劇的に親しくなり、友情は小学生になっても続いています。大の仲よしという子どもたちは、もしかしたら生まれる前から友だちなのかもしれませんね。

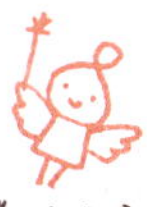

さとくん（弟）と空の上でじゃんけんをして、勝ったから先に飛んで（生まれて）きた。（はるかちゃん・3歳）

⑤生まれたあとのことまで、考えてくるの？

★「女優さんになりたかったから、ママを選んだの。お空からたくさんの階段がいろんなお母さんにつながっていたけど、ママがいちばんきれいだったから、ママなら女優さんにしてくれると思ったの」

（女の子・5歳）

この女の子は自分から希望して、お母さんと芸能プロダクションのオーディションを受けに行きました。この言葉は、待ち時間の合間にふと、お母さんに語ったものです。お母さんにとって、芸能界は未知の世界でした。お母さんは、「レッスンは厳しかったので、この話を聞かなければ途中でやめていたと思います」と語っています。そして、娘さんをいっそう愛しく思うと同時に、意志をもつ一人の人間として尊重するようになったのです。

（生まれる前に）神さまに「何になりたいですか？」って聞かれて
やまちゃんは「電車の運転手さん」って答えた。（やまとくん・5歳）

人生計画を立てて生まれてくる！

★「（生まれる子たちは、雲の上で）ずうっと列みたいに並んで、遊んではいないけど、ふつうに歩いてたり。病気の子で生まれるか、元気な子で生まれるかっていうのをぜったいに決めなくちゃ、生まれられないから」（たかゆきくん・6歳）

たかゆきくんは、雲の上にいたときのことをはっきり覚えています。子どもたちは、生まれる前にお母さんとお父さんを選び、自分が生きる時代や社会を決めると同時に、どんな人生を歩むのか、大まかな計画を立ててくるようです。多くの子どもたちが、病気や障害は、たましいを成長させる試練として、子ども自身が決めてくると語っています。

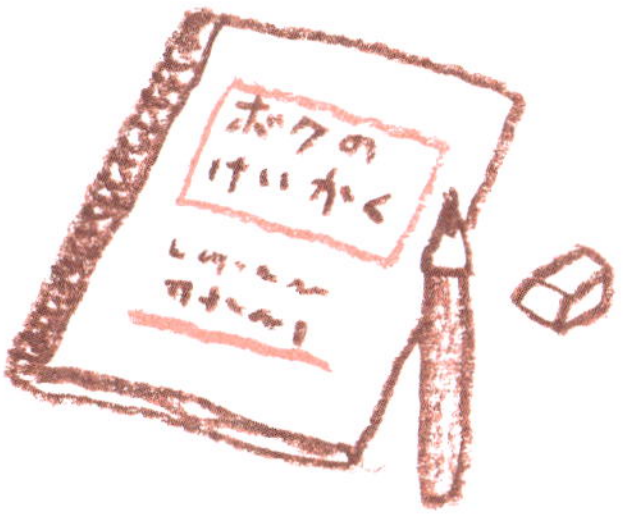

（天国にいたとき、地上に）出てきたあとの生活が見えてたよ。
（みうちゃん・3歳）

⑥なんのために生まれてくるの？

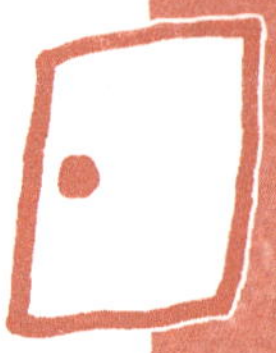

★「お母さんとお父さんが結婚して子どもが生まれないと、すぐケンカしたり離婚したりする可能性があったから、それを止めなきゃっていう意味で、生まれてきた。（お父さんとお母さんは一緒にいるほうが幸せだから」（かつやくん・13歳）

これも21ページと同じく、かつやくんの記憶です。お母さんは結婚してすぐ、かつやくんを妊娠しました。新婚の頃は価値観の違いから夫婦ゲンカが絶えず、お母さんは何度も離婚を考えたそうです。お母さんは「かつやがいなければ別れていたかもしれません」と語っています。かつやくんは「自分が生まれることで、家族を楽しませたり喜ばせたりしたいと思っている赤ちゃんも多い」とも語っています。赤ちゃんは生まれる前から家族思いなんですね。

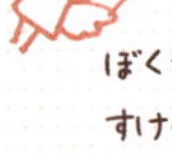

ぼくが来たら、（ママが）寂しくないって思ったから。（りゅうのすけくん・6歳）

★「（赤ちゃんは）いろんなことに役立つように生まれてくるんだと思います。（最初に役立ちたいのは）お母さんとか、お父さんとか」（さとみちゃん・12歳）

出生前《しゅっせいぜん》記憶《きおく》を調べていると、どんな赤ちゃんも、お母さんやお父さんに幸せをプレゼントしたいと願い、成長したら人の役に立ちたいと思っていることに気づかされます。さとみちゃんは、「（流産する子は）命のたいせつさを知らせたくて。（虐待《ぎゃくたい》で亡くなる子は）父親や母親に、そうしたことはいけないんだよって、教えるために来るんです」とも言っています。大人はそんな子どもたちの思いをしっかり受けとめていく必要があるのではないでしょうか。

人の役に立つために生まれてくる！

まりちゃんね、（生まれるときに）女神さまと天使に「よろしくお願いします」って言って出てきたんだよ。（まりかちゃん・3歳）

⑦いのちって、なに？

★「ママ、切っても切っても切れないもの、なーんだ！」
（「うーん、水かな？　空気かな？」）

「ブッブー、答えは『いのち』でした！」

（「だれに聞いたの？」）

「神さまからだよ。あきらが赤ちゃんのとき聞いたの」（あきらちゃん・4歳）

お母さんが車を運転中、ふいに始まった会話です。後日、お母さんがこのことを友人に話していると、あきらちゃんは「（神さまは）ママのおなかにいるときに、いろいろ教えてくれたよ」と言いました。お母さんは「どこまで本当かわかりませんが、いのちは永遠だものね、と幸せな気持ちになりました」と語ってくれました。

（雲の上に戻っていった人は）悪いことをしたら、次に生まれるときはよいことをしなきゃいけないけど、よいことをした人はほめてもらって、ちょっとの間（天国の）行きたいところに行かせてもらえる。（たかゆきくん・6歳）

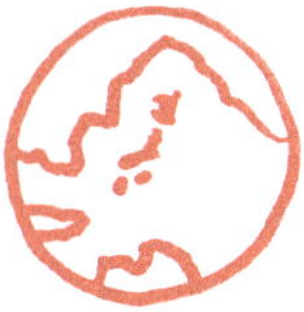

★「前に生まれて、死んじゃったから雲に行って、赤ちゃんになって、また生まれてきたんだよ」（ゆづきくん・4歳）

こうした話はほかにもたくさんあり、私のもとには、「ぼくは○○○と呼ばれていた」とか「アメリカにいた」といった事例が寄せられています。たとえば、ゆかちゃんという10歳の女の子は、あるドラマを見ていたとき、ふいに「思い出した」と言って、過去世と思われる話を始めたそうです。過去世については、海外でもたくさんの研究がなされています。精神科医イアン・スティーヴンソンは、インドとアメリカで前世記憶のある子どもたち３４５人を調査し、ほとんどのケースで子どもの記憶にあてはまる人物がいたという裏づけを得ています。

こうした話を聞くと、赤ちゃんを見る目も、自分の人生を見る目も変わってきますね。

いのちは永遠。何度も生まれ変わる！

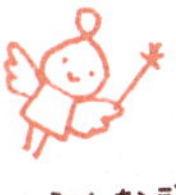

みんな頭のてっぺんから目に見えない糸が出てる。宇宙とつながってる。みんな一つにつながってる。（けいちゃん・5歳）

まだこんなに！
子どもたちの記憶①

家族の縁はこんなに深い

★ずーーっと前に、今のお姉ちゃんと双子だった。同じパパとママだった。前は２人一緒（双子）だったから、今度は別々で生まれた。前は（おなかの中が）せまかったけど、今度は１人だったから広くて、すごく気持ちよかった。（まなかちゃん・３歳）

過去世の話をしてくれました。本当かな、と思いつつも、とても嬉しい気持ちになりました。（ママ）

過去世でも同じ家族だったなんて、
素敵ですね！
（Dr. 池川）

妊娠したばかりの人へ

2章

おなかの中の赤ちゃん
どんなようす?

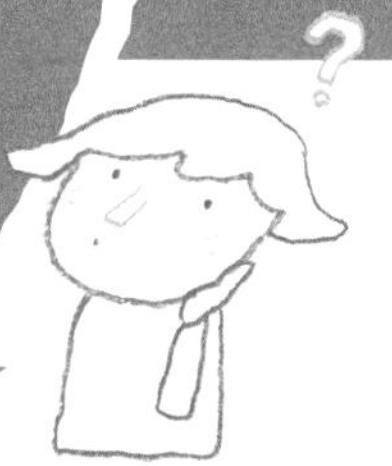

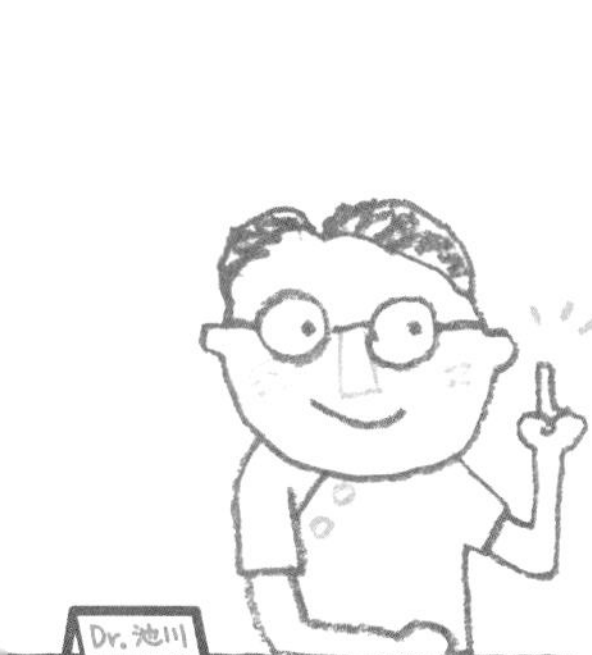

赤ちゃんは
見える、聞こえる
覚えている！

赤ちゃんは、お母さんのおなかに入ったあと、何を感じているのでしょう？　子どもたちの「胎内記憶」を知れば、もっとおなかの赤ちゃんとコミュニケーションをとれるようになりますよ。

①ママのおなかの中って、どんな感じ？

★「（手足を縮めて）こうやってねんねしてたの。暗かったけど、ちょっと明るかった。あったかかった」（たかふみくん・2歳）

「明るかった？」「寒かった？」という問いに、考えながら答えてくれたものです。おなかの中の記憶で最も多いのは、「暗かった」「少しだけ明るかった」「赤かった」といった、明るさや色にまつわるものです。「あたたかかった」というように、温感を覚えている子どももかなりいます。

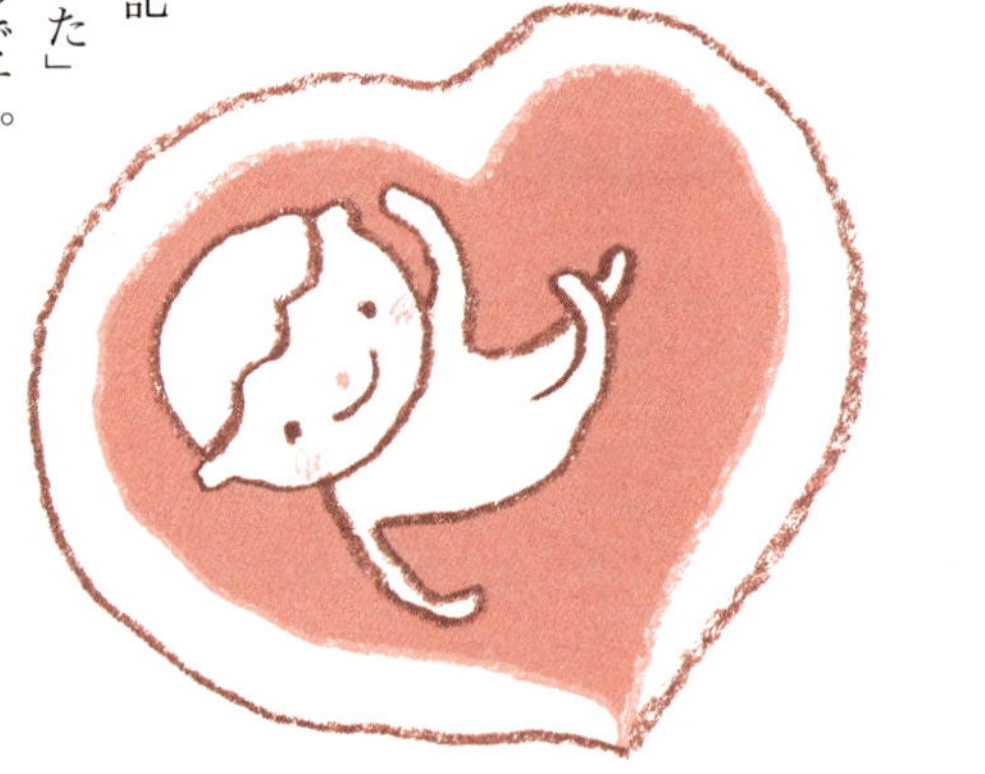

暗かった。あったかい。ぷかぷか。とんとん。（しんのすけくん・1歳）

★「ママのおなかの中では、こうやって丸くなって、ママにチュッチュしてたの」（男の子・3歳）

この子はお母さんの問いかけに対し、体を丸めて、しぐさでも教えてくれました。おなかの中の自分の姿勢も、記憶に残りやすいようです。ある男の子は3歳のときお母さんが第2子を妊娠したのですが、赤ちゃんが逆子《さかご》になったのを知って「ぼくは頭を下にしていたよ」と言ったそうです。また、逆子だった女の子が、「おなかの中で座っていたよ」と言った話も聞いています。おしゃべりできないほど小さい子は、ひざをかかえて丸くなったりして、しぐさで教えてくれることもあります。

すずしかった！　背中のほうがヌルヌルしていて冷たくて、おなかのほうがあたたかかった。（はるとくん・4歳）

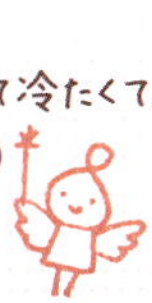

★「おなかの中では、白いのが、こーんなふうにあったんだよ。赤ちゃんって、口の中にストローくわえて、お母さんのおへそとつながっていて、赤ちゃんのおへそをちょきんとすると出てくるんだよね」

（ひろかずくん・3歳）

自分のおへそから手を伸ばしながら、語ってくれました。へその緒はおなかの赤ちゃんにとって気になる存在のようで、「おなかの中にはヘビがいた」「ひもがあった」などと言う子どももいます。ほかに、「大きなお山があった」「テーブルがあった」などと語る子どももいますが、もしかしたら胎盤を指しているのかもしれません。

あのね、（体育座りのように丸まって）こーやってね、丸くなってた。暗かったよー。（はやとくん・3歳）

★「重かった！　せまかった！」（女の子・2歳）

こう語ったのは双子のきょうだいの妹で、おなかの中ではお兄ちゃんがその子の上におおいかぶさるような位置でいることが多かったとのこと。「せまさ」を覚えている子どもはときどきいて、特に小柄なお母さんの子どもは「おなかの中はきゅうくつだった」と語っています。

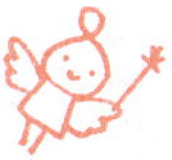

おなかの中は赤かったよ。赤い車で遊んでたの。（ゆうさくくん・3歳）

②音は、どんなふうに聞こえるの？

★「ふわふわして気持ちよかった。
ママの声はよく聞こえて、
パパの声はボツボツ聞こえた」（男の子・3歳）

おなかの中はお母さんの胃腸や心臓などから大きな音が聞こえてかなりうるさいのですが、人間の聴覚にはずっと聞いている騒音をカットする仕組みがあるため、赤ちゃんは意識的に外の音を聞きわけているようです。特に、お母さんの声は体を通じて直接伝わるので空気伝導よりずっと聞こえやすく、赤ちゃんはよくなじんでいます。お父さんの声はくぐもって聞こえますが、ふつうの会話ならちゃんと伝わるようです。

（おなかにいたときママの）心臓の音を聞いていたんだよ。
聞きたくないときは、違う音を聞いてた。優しい音だよ。
（なおきくん・3歳）

★「バイオリンと英語が聞こえた」（女の子・2歳）

妊娠中、お母さんは、毎日、英会話のレッスンを受けていました。お父さんはよくウクレレを弾いていたとのことで、それをバイオリンと勘違いしたようです。こういう事例を見ると、おなかの赤ちゃんは外の音をかなり詳しく聞きわけていることがわかります。聴覚は比較的早く発達する感覚の一つで、妊娠28週に入ると、赤ちゃんは音楽に合わせて体を動かすこともできるようです。

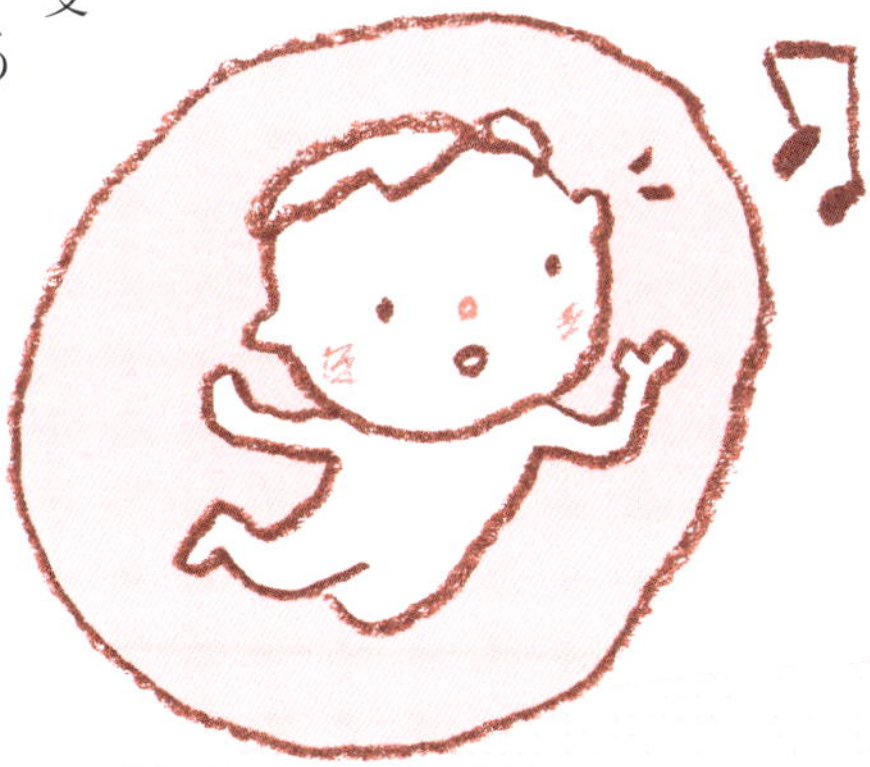

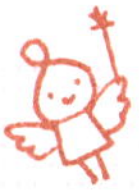

おなかの中にいたとき、パパとママが話してたの聞いてたよ。
（まやちゃん・4歳）

★「おなかの中にいたとき、パパとママの声が聞こえたよ。パパが『ぞうさん、ぞうさん、おはなが長いのね』って歌っていたの」

（みづきちゃん・3歳）

みづきちゃんのお父さんは、赤ちゃんの誕生を待ち望んでいて、おなかに向かって、しょっちゅうハーモニカを吹いたり歌ったりしていたそうです。そのためか、みづきちゃんはお父さんが大好きになりました。この親子のように、お父さんがおなかの赤ちゃんに積極的に話しかけていると、生まれた子どもはお父さんっ子になり、なかには「お父さんから生まれたの」と言いだす子までいるほどです。

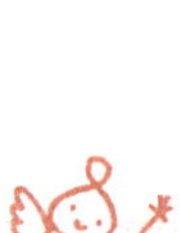

お皿がぶつかるゴンって音が聞こえたよ。それでおなかすいちゃった。（やまとくん・5歳）

★「（おなかの中で）聞こえた。ママは『ももジュース』、パパは『ひなちゃん、どこにいるの?』って言っていた」（女の子・4歳）

「ひなちゃん」というのは胎名（おなかの赤ちゃんにつけた仮の名前）で、この女の子のお母さんやお父さんは、よくそう呼びかけていました。胎名を覚えていたというケースは、ときどき聞きます。おなかの赤ちゃんは、話しかけてもらうのが大好きです。特に胎名で呼びかけられると、自分に話しかけられていることがはっきりするので、赤ちゃんはうれしくなるようです。

「するするぽんって生まれてきてね」って、パパとママがお話ししてるのが聞こえたよ。（男の子・3歳）

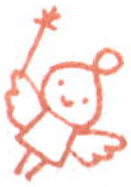

③ママの気持ち、どのくらい伝わるの？

★「おなかの中ね、楽しかった。うれしかった。ときどきうるさかったよ」（けいたくん・2歳）

このお母さんは妊娠中に仕事をやめ、上のお子さん2人を連れて映画やコンサートに出かけて、毎日を満喫していたそうです。「『うるさかった』というのは、きょうだいゲンカのことかもしれません」と、お母さんは言っていました。

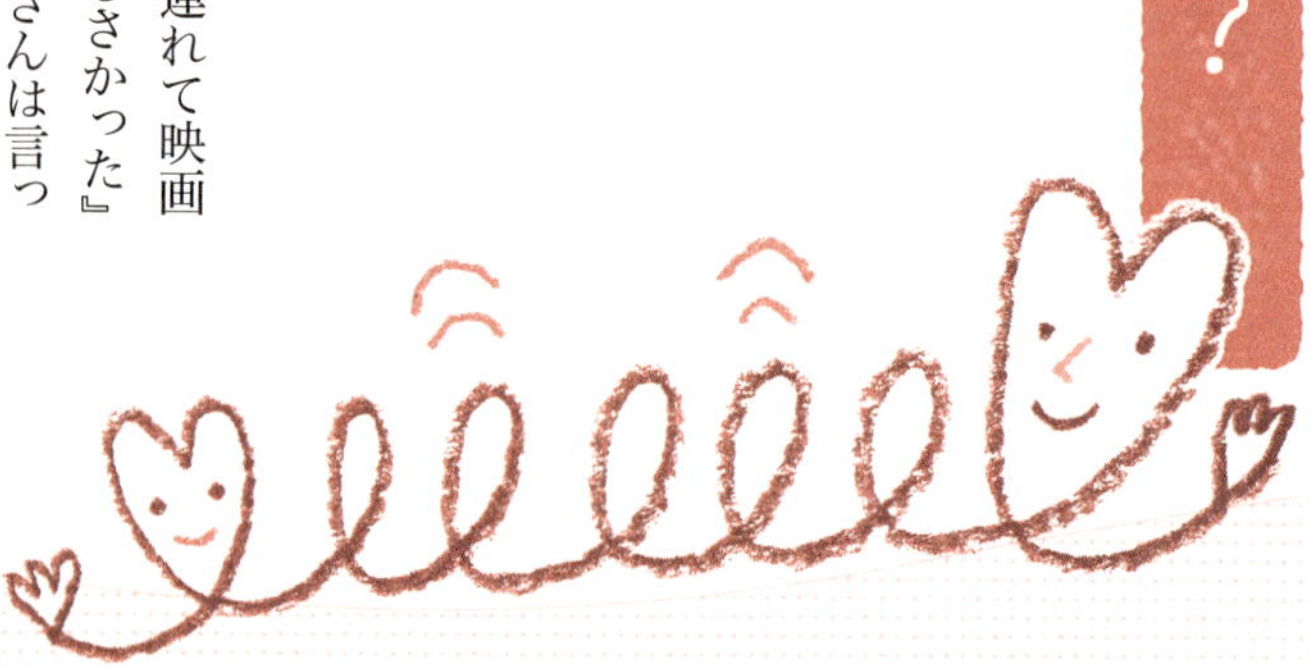

（おなかの中にいたときのこと）覚えてるよ。気持ちよかったよ。
（なおきくん・3歳）

★「ぼくはおなかの中でいつも踊っていたんだよ。ああ、ママのおなかに戻りたいなあ」（だいきくん・3歳）

このお母さんも、妊娠中ゆったりした毎日を送っていたようです。お母さんがのんびりしていると、おなかの赤ちゃんもくつろげます。赤ちゃんはお母さんの気持ちに同調します。お母さんがうれしいと赤ちゃんもうれしく、お母さんが楽しいと赤ちゃんも楽しくなるのです。

（お母さんがお医者さんに「赤ちゃんが見えないので、稽留《けいりゅう》流産でしょう」と言われたとき）お母さんがっかりしてたね。でも、「私ここにいるじゃん」って思ってたよ。（りさこちゃん・6歳）

★「お母さんの声は聞こえたよ。お父さんの声は聞こえなかった。
ひとりぼっちで寂しかった。
暗かった。早く出たかった」（ともやくん・3歳）

お母さんは妊娠中、引っ越したばかりで新しい環境になかなか慣れず、騒音もひどかったため、落ち着かない毎日を送っていました。おなかの赤ちゃんは、お母さんの不安を自分の不安として感じます。家庭の事情もあるでしょうが、お母さんはトラブルにあっても、おなかの赤ちゃんと一緒に前向きに乗りきっていただけるといいなと思います。

おなかの中は、暗くてあったかかった。ずっといたかった。（さきちゃん・2歳）

★「（私がおなかの中にいたとき）お父さんはお母さんに意地悪ばっかりしていたよね。お母さんが泣いていたの、私、知っているよ」（女の子・3歳）

おなかの赤ちゃんは、夫婦ゲンカを見抜いているんですね。

ある男の子は3歳になったとき、「おなかの中は居心地が悪かった。だから早く出てきたの」と言いました。その子を妊娠中、お母さんはお父さんと折り合いが悪く、不安な気持ちで過ごしていたといいます。

お母さんの精神状態は、妊娠の経過やお産にも影響します。お父さんは、お母さんが幸せな気持ちで過ごせるようにサポートしてほしいと思います。

おなかの中は暗くて、でもあったかくて、泳いでたんだ。早くママに会いたいと思ってた。（ゆうやくん・2歳）

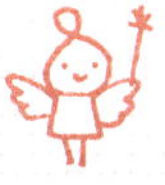

④ママの体の状態、どのくらい感じとるの？

★（お母さんが喫茶店でグレープフルーツジュースを頼んだとき、本人は飲んだことがないのに）

「これすっぱくて、いやなの。まりちゃん嫌い」（まりかちゃん・2歳）

お母さんはグレープフルーツジュースが大好きで、妊娠中もよく飲んでいました。まりかちゃんが生まれて6カ月頃に、お母さんがグレープフルーツジュースを飲んだときには、口をすぼめて、すごく嫌な顔をしました。また、妊娠中には、つわりで気持ちが悪いのにチーズが無性に食べたくなったそうです。実際に、現在まりかちゃんはチーズが大好きです。お母さんと赤ちゃんは一体なので、お母さんは赤ちゃんの好みを感じとっているのかもしれません。

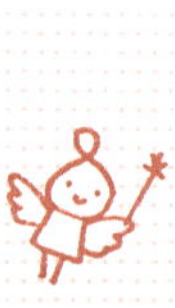

お母さんが眠いときは赤ちゃんも眠い。お母さんがおなかすいていたら赤ちゃんもおなかすいている。ウーロン茶飲んでいたのも覚えている。（男の子・7歳）

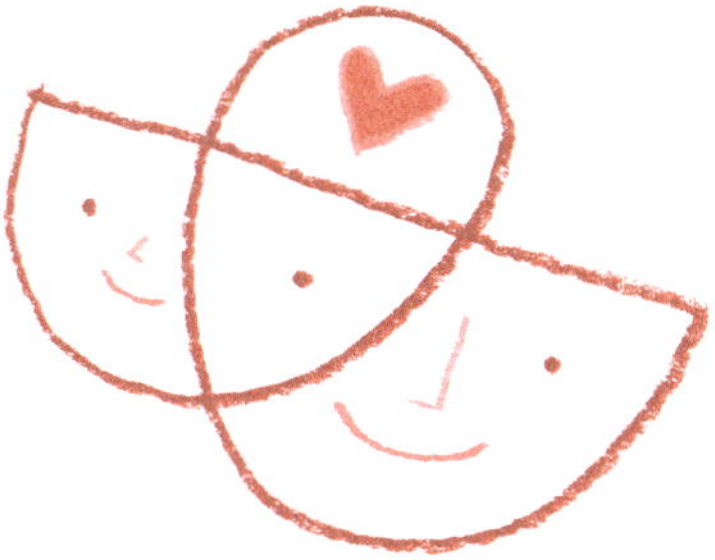

★「（赤ちゃんはお母さんが食べるものが）わかる。苦いとか、味ならわかる。
コーヒーやビールやお酒を飲むときは、赤ちゃんに聞かないと。
おなかに手を当てて、（赤ちゃんに）聞く。
飲んでもいいかどうか。
よかったら、けったりするときもある」

（りゅうのすけくん・6歳）

近年、お母さんの食べるものによって、羊水《ようすい》の味も変わってくることが知られるようになりました。苦い羊水だと、赤ちゃんが飲み込む回数はぐんと減るのです。赤ちゃんには、どうかおいしい羊水をプレゼントしてあげてください。

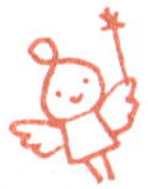

お母さんとごはんを半分こしてたよ。（男の子・5歳）

★「（おなかの居心地は）悪かった」
（「だから早く出てきたの？」）

「うん、そうだよ。ちゃあちゃん（＝お母さん）のおなか、くさかったよ。なんか変なにおいがした」（男の子・2歳）

前置《ぜんち》胎盤のため出血し、妊娠32週の帝王切開で生まれた男の子です。お母さんは妊娠中、独特のにおいのする入浴剤を使っていました。生まれたあと、赤ちゃんをその入浴剤を入れたお風呂に入れると、湿疹が出たそうです。ちなみに、界面活性剤の含有率が高いシャンプーで朝晩洗髪していたお母さんのお産では、胎盤からシャンプーのにおいがしたことがあります。食べ物だけでなく、お母さんの皮膚にふれるものも赤ちゃんに影響するのです。

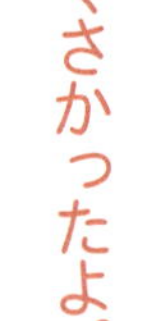

ぼくがおなかにいたときに、ママ、お酒飲んでたよね。（男の子・3歳）

★「おなかの中に何かあったでしょ。
それが大きくなると、ぼくが生きていけなくなっちゃうやつ。
大きくなってつぶされたらどうしようって思って、こわかったの。
ママ、ぶじに産んでくれてありがとう」（ゆうきくん・6歳）

子どもがなかなか寝つかず、お母さんが頭をなでているとき、なにげなく始まった会話です。確かに、お母さんは妊娠初期、病院で子宮筋腫《きんしゅ》と診断されていました。お母さんは当時「筋腫が大きくなって胎児を押しつぶしてしまうことがある」と書かれた本を読み、不安にかられていたそうです。お母さんは「夫にしか話していなかったので、本当にびっくりしました」と言っています。

ピーマンとかが（おなかに）落ちてきたよ。（男の子・3歳）

⑤おなかの外の世界が見えるって、本当？

★「お母さんのおなかにいたとき、おへその穴を通して外を見ていた」（女の子・10歳）

ある大学生の従妹《いとこ》にあたる方が、小学校４年生の頃に言っていたそうです。この方は従妹が冗談で言っているのだと思っていたようですが、私が「それは冗談ではなく、そういうことを言う子どもは多いんですよ」とお話ししたところ、とても驚いていました。不思議ですが、赤ちゃんには、おなかの外の世界が見えているようなのです。

ここ、知ってるよ。おへその穴から見てたもん。（りりこちゃん・4歳）

★「おなかの中にいたときね、木とか、ビルとか、電気とかが見えたよ。雲とかオレンジ色で、夕焼けみたいだった。道路もオレンジ色だった」（りゅうせいくん・2歳）

妊娠中、お母さんはよく夕日を浴びながら、海沿いの公園を散歩していたといいます。おなかの赤ちゃんは、お母さんの目に映る風景がわかっているようです。お母さんが、妊娠中に何度か散歩した公園に、生まれてから初めて連れていかれて、「ここ、知ってる」と言う子もいます。おなかの赤ちゃんと一緒に、ゆったりした気持ちで風景を楽しめるといいですね。

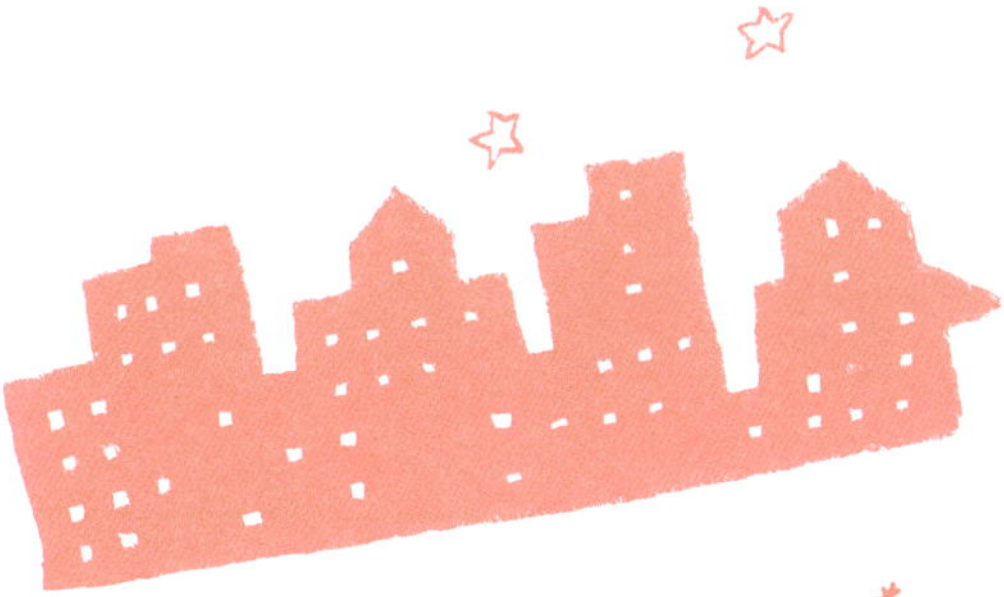

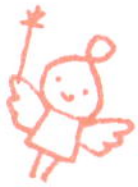

ママ、あれおもしろかったね。むかしむかし、こわいテレビ見たじゃん。かずまはママのおなかの中にいて聞いてたよ。（かずまくん・4歳）

★「お母さんとお父さんの結婚式のとき、
手をつないでいるのが見えた。
拍手がいっぱい聞こえた。おへそから見えるんだ。
アリとか見えた。でも、外に出たらもう見えない。
おなかの赤ちゃんだけがもっている、特別な力なんだ」（くおんくん・5歳）

妊娠7カ月のとき、お父さんとお母さんは結婚式を挙げました。赤ちゃんも結婚式に参加していたなんて、なんだかすてきですね。なお、お母さんが下の子を妊娠中、やはりおへそからおなかの中の赤ちゃんが見えるという上の子もいます。

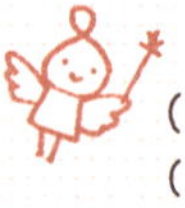

（おなかの中にいるとき）電車がガタゴト揺れておもしろかった。
（ちかちゃん・3歳）

★「ぼくがおなかにいるときも、お店でしんどくなったね。お店の人が、車でおうちまで送ってくれたんだよねぇ」（ひかるくん・3歳）

下の子を妊娠中のお母さんが、上の子と歩いて飲食店に入り、急な貧血でふらふらになったときのことです。上の子をひざに乗せて「ちょっとしんどいから休憩させてね」と言ったら、ふと思い出したように話し始めました。確かに、お母さんは上の子を妊娠中もスーパーで貧血で倒れ、お店の人に助けてもらったことがありました。

おへその穴から外を見てた。ママが「まだ生まれないで」と言っていたのでじっとしてた。（しずかちゃん・2歳）

⑥どうやって、おなかに入ったの？

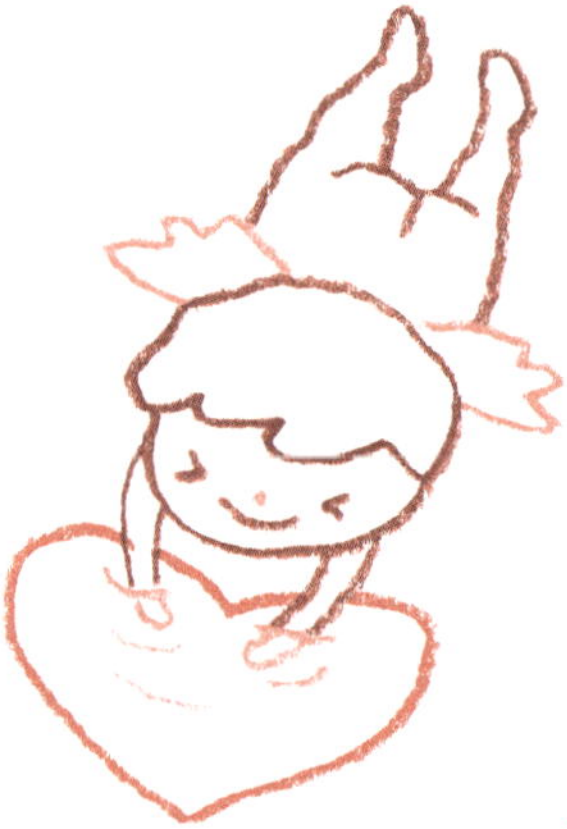

★「ママが、しいたけに手をのばしたときに（おなかの中に）入ったんだよ。ママのおなかに入ったとき、長いひもがあって自分のおなかにくっつけたの。かんたんだよ」（女の子・5歳）

お母さんがスーパーで買い物をしているときに、おなかの中に入ったと言います。長いひもというのは、おそらくへその緒のことでしょう。「おなかの外の世界が見える」という話もそうですが、こういったことは医学的に説明できません。けれど、「たましいが宿る」と考えるなら、説明がつくのではないでしょうか。

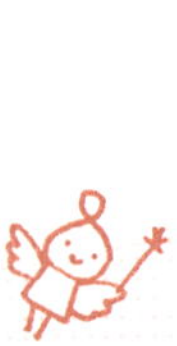

（おなかの中には）背中のとこから入った。（出たり入ったりしてたけど）途中で閉じたから、出れなくなった。（男の子・3歳）

★「（お母さんの）おなかに子どもができてから、すぐに入ったんだ。最初の頃は出たり入ったりできるけど、生まれる3カ月くらい前には出ていけなくなっちゃう」（かつやくん・13歳）

赤ちゃんの体の基礎的な構造ができあがるのは、妊娠9週目くらいです。赤ちゃんのたましいは、お母さんのおなかに入ったあと、出たり入ったりできる時期があり、その後おなかから出られなくなるようです。「おへそを通して出たり入ったりできるけれど、おなかの中で寝てしまうと出られなくなる」と言った子どももいました。

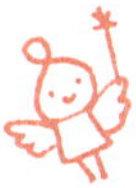

お母さんのおなかの中に、ドボーンって、飛び込んだとよ。（水に飛び込むまねをして）ドボーン!!（ひろあきくん・5歳）

★「お母さんは、紺色に白い水玉のワンピースを着て、道を歩いてた。
道を歩いてるお母さんを見て、
この人にしようと決めて飛び込んだ。
雲の真下に踏切があって、車が通るところがあって、
お母さんは歩道を歩いてた。
ほかの人もよく見えたけど、なんかお母さんに目がいって……
見つけて、すぐに飛び込んでいったっていう感じ」（なつみちゃん・10歳）

お母さんは確かに、妊娠中、紺地に白い水玉のマタニティ服を着ていました。ここで言っている踏切は、東急池上線の千鳥町駅のところで、お母さんは妊娠中、実際に使っていたそうです。不思議なことに、「空の上からお母さんを見ていて、おなかに入った」という記憶がある子どものほぼ全員が、なつみちゃんのように、「お母さんは自分で決めた」と語っています。

上からシューッと落ちてきちゃったの。シューッ！ って。それで、ポコン！ とおなかに入ったの。（はやとくん・3歳）

★「神さまがやまちゃんをだっこして、おうちに（入って、ママのおなかに）そ〜〜っと入れたの。神さまがやまちゃんをすっごくちっちゃくして、おなかの中に入れてくれた。神さまと天使の魔法を使って、やまちゃんがおなかの中で生まれたの」（やまとくん・5歳）

お母さんが「おなかの中にいるときどうだった？」と聞いたところ、次から次へと話し始めたそうです。「ちっちゃくなって（おなかに）入ったとき、雨が降ってた」とも言っていました。そのほかにも、雲の上にいたときのこと、おなかにいたときのこと、おなかから出てくるときのことなど、たくさん教えてくれました。なお、「おなかに入るとき、神さまや天使、妖精さんが手伝ってくれた」と話す子どもはたくさんいます。

ママのおなかに入るときは、空からビューンって飛んできて、おなかに当たって背中に行って、ここから（ママの股間に頭をぐりぐり当てて）入っていったの。（男の子・3歳）

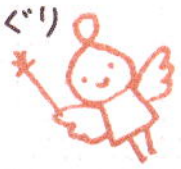

⑦赤ちゃんは、ママのこと、好き？

★「みんながママに会いたいって言ってたんだよ。
みんないたけど、
るるちゃんが一番だったの」（るるちゃん）

お母さんは、この言葉を聞いたとき、感動して涙が出そうになったそうです。それと同時に、小さいことで怒ってばかりの自分を、とても反省したそうです。お母さんは寝ながらるるちゃんをだっこして、「ママはるるちゃんに会えて本当に幸せだよ」と伝えました。るるちゃんだけでなく、たくさんの子どもが「ママとパパが大好きだったからこの家に来た」と話しています。育児の疲れが一気に吹き飛ぶ、ママにとっての魔法の言葉ですね。

（このおうちに生まれてきたのは）パパとママが大好きだったから！
（ともかちゃん・3歳）

★「おなかにいるとき、
お母さん、せきばっかりしていて、
やばいなと思った。
だから、おなかの中で
一生懸命そうじしていたの」（男の子・5歳）

この男の子によると、「そうじ」とは、お母さんの疲れ、悪い食べ物、暗い気持ちなどを取り除いて、お母さんの心と体をきれいにすることだそうです。おなかの赤ちゃんはお母さんが大好きなので、お母さんの心と体を「そうじ」してくれるのです。赤ちゃんをあまり困らせないため、妊娠をきっかけに、暮らしや気持ちのもち方全般を見直してみるのもいいですね。

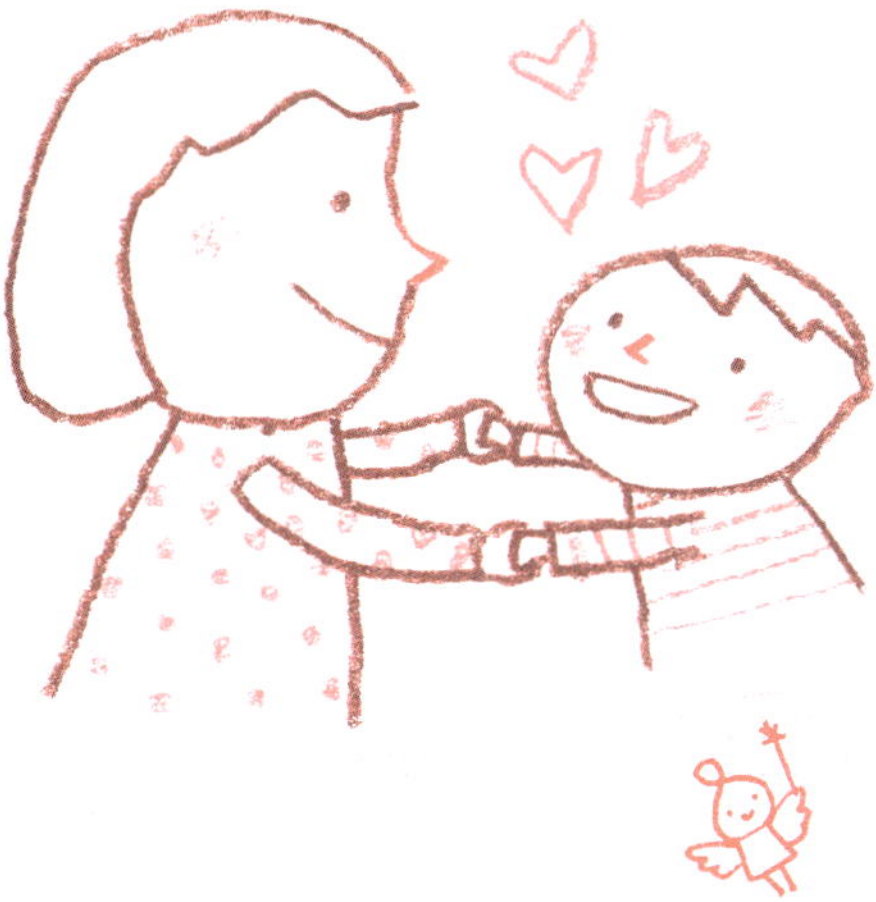

（お母さんを選んだのは）いい顔してたから。かわいかったから。（ひろとくん・6歳）

★「お兄ちゃんはね、『早く生まれたい』って、泣いて頼んだんだよ。ゆみも一緒に行くって言ったら、だめって言われた」（ゆみちゃん・9歳）

お母さんは、ゆみちゃんのお兄ちゃんを妊娠中、神戸に住んでいました。里帰り出産するため、お父さんと東京の実家に戻ったところ、その間に阪神大震災が起きたのです。お産のあとに自宅に戻ると家の中はめちゃくちゃになっていて、その場にいたら命が危なかったかもしれない状況でした。お母さんは、「上の子は予定より早く生まれることで、私たちを救ってくれたのかもしれない」と感じています。

生まれてくるときはすごくうれしかったんだよ。「やっと本当にお母さんに会える」って。（りさこちゃん・6歳）

★「ぼくは『お母さん大好き』って言うために、生まれてきたんだよ」（けいたくん・5歳）

私は出生前記憶を調べるうち、子どもは「親（特にお母さん）の役に立ちたい」と思って生まれてくるのだ、と考えるようになりました。赤ちゃんはお母さんに、無条件の愛というプレゼントを贈ろうとしているのです。ある4歳の男の子は、「かわいがられるために、生まれてきたの。ママはかわいがってくれると思ったから」と言いました。お子さんの愛に、ぜひ応えてあげてください。

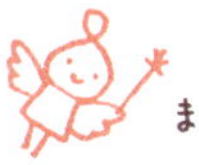

まりちゃん、ママと天使が大好き！（まりかちゃん・3歳）

column

出生前記憶を知って感動、ビックリ！

私が出生前《しゅっせいぜん》記憶《きおく》について知ったのは、1999年、世間ではまだそういった話題が一般的ではない頃でした。

体験した人が身近にいるかどうか、看護助手さんに尋ねてみたところ、「ええ。帝王切開で生まれたうちの孫は、娘が知らなかった医療処置まで覚えていましたよ」という答えが返ってきたのです。

そのお孫さんは小学校1年生のとき、こんな作文を書いたそうです。

「ぼくがおかあさんのおなかにいるときに、ほうちょうがささってきて、しろいふくをきためがねのひとにあしをつかまれて、おしりをたたかれました。おかあさんのふくろからでたとき、パンとおとがしてこわくてないていると、こんどはくちにゴムをとおしてきて、くるしかったのでないてしまいました」

本当にショックでした。医者がよかれと思ってしている処置を、赤ちゃんが苦痛に感じていたなんて。これまでお産に立ち会った赤ちゃんの顔が次々に浮かび、冷や汗が流れました。

もちろん私はお産にはずっと誠意を尽くしてきましたが、母子の体の安全のことで頭がいっぱいでした。ですから、赤ちゃんの心に深く配慮してきたかどうかを突きつめて問われると、自信がなかったんです。

出生前記憶は、よりよいお産を考えるヒントになる――私はそうひらめいて、独自に調査を始めました。そして2001年、調査結果を全国保険医団体連合会で発表したところ、全国紙に紹介されて、大反響を呼んだのです。

私はNHKラジオに出演し、出生前記憶について語ることになりました。1時間の生放送で70通ものファクスが寄せられました。

さらに、調査に協力するという方が次々と現れ、プロローグで述べたように、2002年から翌年にかけて、長野県で3601組の親子を対象として、念願の大規模アンケート調査を行いました。

これだけの規模の調査は、おそらく世界で初めてでしょう。アメリカでは周産期心理学の研究がさかんですが、個人情報の管理の問題があり、大規模調査は難しいようです。

また、この調査の優れたところはサンプル数が多いという点だけでなく、出生前記憶に関心のない親子も含む、ごく一般的な親子を対象にアンケートを実施できた点にあります。私は調査結果をまとめて学会で発表しました（注）。

出生前記憶に関する調査は、出版社にも注目され、私は著書を次々と出版することになりました。それらはロングセラーやベストセラーになり、イタリアでも翻訳されて話題を呼んでいます。

じつは、調査を始めた頃、私は胎内記憶や誕生記憶を想定していました。ところが、全国からファクスや手紙が寄せられるようになると、中間生記憶や前世記憶と思える記憶も、次々と届くようになったのです。しかも、子どもたちは一様に同じような世界観を語っていました。本当に驚きでした。

そして、10年前には考えられなかったことですが、2006年に行われたマタニティ雑誌のアンケートによると、ほとんどの妊婦さんが出生前記憶の存在を知っているというのです。

私の人生は、出生前記憶の調査を道しるべとして、大きく展開しています。赤ちゃんのたましいを見つめるお産を心がけてから、赤ちゃんをいっそう愛しく感じるようになりました。かつてはお産に不安しか感じませんでしたが、いまでは感動することの方が多く、赤ちゃんからさまざまなことを教えてもらえるようになりました。

不思議なことですが、私はいま、赤ちゃんたちがお産を守ってくれているような気さえしています。

（注）FIGO World Congress of Gynecology and Obstetrics〔２００３年、第17回、チリ〕、「日本赤ちゃん学会」〔２００４年、第4回、京都〕。「日本赤ちゃん学会」で発表した調査結果のポイントは、巻末（１６３〜１６７ページ）でご紹介しています。

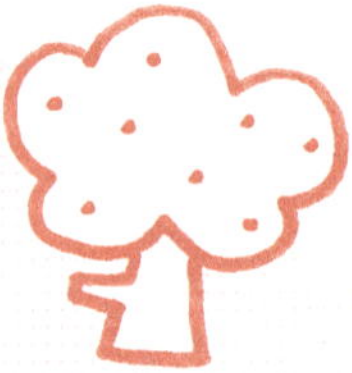

妊娠中の人へ

3章

おなかの赤ちゃんとどうやって話せばいいの？

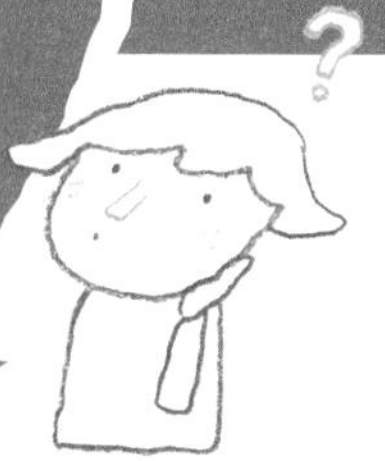

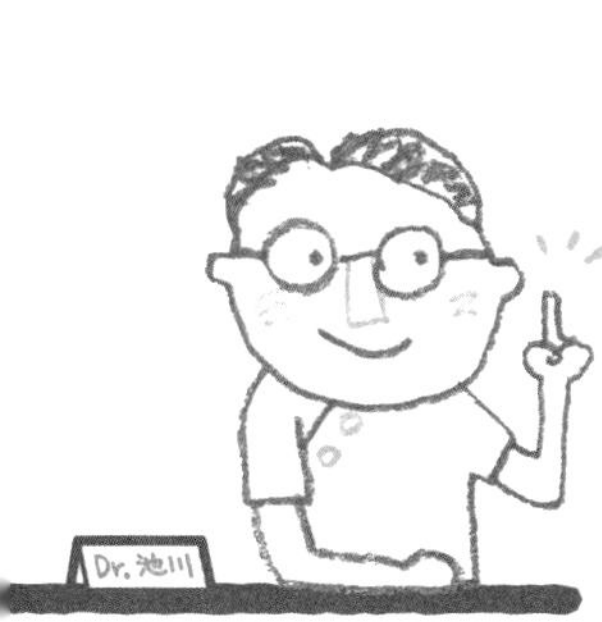

８つの方法を手がかりに「わが家流」を見つけよう！

１章、２章で見た赤ちゃんのようすを踏まえ、池川式胎教の方法を学びましょう。やってみると、赤ちゃんとの絆が深まり、幸せな気持ちになれますよ！

（おしゃべり法）

①おなかに手を当てて、話しかける

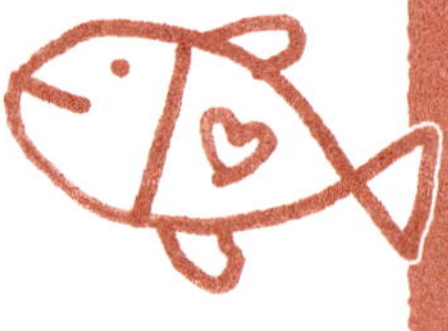

おなかの赤ちゃんって、お母さんと一緒に喜んだり悲しんだりしているんですね。

それを知ると、赤ちゃんがよりいっそう愛しくなりませんか？　その思いをストレートに赤ちゃんに伝えましょう。

さあ、おなかに手を当ててください。手に意識を集中すると、特にあたたかく感じるところがあるのがわかるでしょう。サーモグラフィで計測すると、明らかに温度が高くなる場所です。そこに、赤ちゃんの心臓があるのです。赤ちゃんは、お母さんの皮膚の下、たった3〜4センチのところにいるんです。

まだ小さな赤ちゃんも、「ぼくはここにいるよ」と伝えたがっています。

胎動をはっきり感じられるまで、待つ必要はありません。おなかに手を当てて、話しかけてください。

内容はなんでもいいんです。日常のささやかなひとこまにも赤ちゃんを意識して、「お日さま、気持ちがいいね」「おいしいごはんだね」「そろそろ寝ようか」と、声をかけてみましょう。

赤ちゃんは外の世界を感じとっていますから、お母さんの思いは必ず届きます。おなかに手を当てて話しかけると、静かにしていた赤ちゃんが動きだしたり、動き回っていた赤ちゃんが落ち着いたりするでしょう。それが、赤ちゃんの返事なのです。

この方法は、特にお父さんにお勧めです。お母さんのおなかの皮膚を通して赤ちゃんとふれあうコミュニケーションをたいせつにしてくださいね。

「パパとママがおなかをなでなでして、トントンして、お話ししていたよ」と、覚えている子どももいます。お母さんお父さんがおなかの赤ちゃんとたくさんお話しして、親子が愛情のへその緒でしっかりと結ばれますように。

（おしゃべり法）

②胎名をつけて、「大好きよ」と伝える

私の調査によると、おなかの中にいるとき、お母さんに話しかけられるなど意識してもらえなかった子どもは、胎内記憶・誕生記憶を忘れてしまう傾向があるようです（166ページ参照）。その理由は、お産のとき赤ちゃんのストレスをやわらげるため分泌される、ホルモンのせいかもしれません。それらのホルモンは不快な記憶を消す作用があるので、おなかの中で寂しかった記憶も一緒に消されてしまうのでしょう。

いっぽう、おなかの中にいるときによく話しかけてもらった子どもは、「楽しかった」「うれしかった」という、幸せな記憶が残りやすいようです。

赤ちゃんはお母さんが大好きで、お母さんの愛を感じたいと思っています。なるべく長い時間、赤ちゃんを意識しましょう。そして、「来てくれて、あ

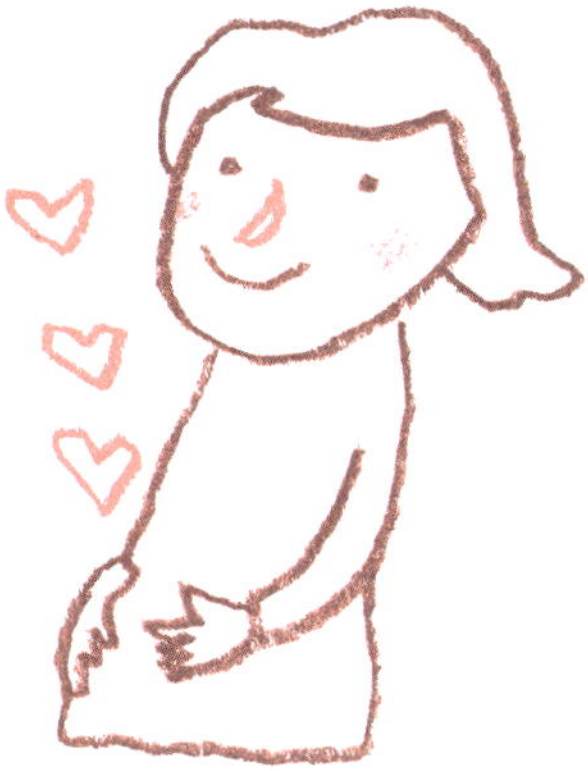

りがとう」「大好きよ」という気持ちを、たっぷり伝えてください。

おなかの赤ちゃんに仮の名前（胎名）をつけると、気持ちを向けやすくなるかもしれません。「赤ちゃん、元気？」と言うより「ぽこちゃん、元気？」と呼びかけるほうがずっと自然な感じがするし、その後のおしゃべりもはずみそうですね。

絵本を読み聞かせたり、歌を歌ってあげたりするのもいいと思います。愛情を込めた声で読んでもらった絵本は、生まれてからもお気に入りになるはずです。赤ちゃんのために絵を描き、おなかにかざして見せてあげるのもいいでしょう。あるお母さんは妊娠前は絵心がなかったのに、赤ちゃんを意識しながら絵を描くようにしたら、いつのまにか手が動き、あざやかな作品が次々と生まれるようになりました。そんなふうに、赤ちゃんと一緒に楽しめる何かを見つけるのもすてきです。

（おしゃべり法）

③遠くの家族は、電話をこう使う

赤ちゃんがかわいくてたまらないのに、だっこしようとすると泣かれてしまい、困っているお父さんがいました。私が「おなかにいるとき話しかけましたか？」と聞いたら、「忙しくて、ぜんぜん」という答えが返ってきました。

赤ちゃんはお母さんにはいつのまにかなじみますが、お父さんは務めてコミュニケーションをとらないかぎり、「知らないおじさん」のままです。

ある人は、「私は赤ちゃんの頃、父に抱かれて大泣きしたのを覚えています。宇宙に放り出されるようで、ものすごく不安だったんです」と語っています。

私が妊婦健診に同行したお父さんたちにこの話をすると、みんな大あわて。一生懸命話しかけてくれるようになります。

でも、単身赴任のお父さんはどうしたらいいでしょうか。大丈夫、電話で

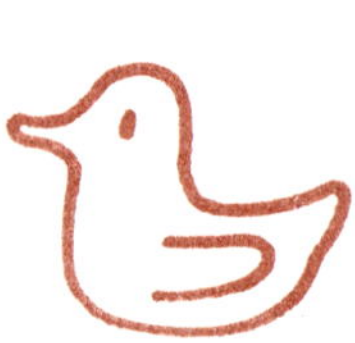

話しかければいいんです。あるお母さんは妊娠中、遠くに住んでいるおばあちゃんとよく電話で話し、最後は決まって受話器をおなかに当てて、おばあちゃんに「元気で生まれてきてね」と声をかけてもらったそうです。そのおかげで、生まれた赤ちゃんはおばあちゃんが大好きです。

もっとも、電話もなかなかかけられない事情があるかもしれません。そんなときは、お母さんがおなかの赤ちゃんにお父さんの写真を見せて、「これがパパよ。いまは忙しくてそばにいられないけれど、あなたが生まれるのを楽しみにしているのよ」って、話しかけてみたらどうでしょうか。

お産や子育ては、「こうしなければならない」と考えるとストレスになります。赤ちゃんは、ほかのどこでもない、あなたの家庭を選んで生まれてきます。そのことに自信をもち、わが家流のコミュニケーション方法を工夫しましょう。困ったことが起きても、創造力を発揮するチャンスに変えるのです。

(おしゃべり法)

④「ママとパパが仲よし」の効果

健診で「急におなかが張ってきたんです」と訴えるお母さんのおなかに手を当てると、なぜか氷のように冷たいときがあります。「何か変わったことがありませんでしたか?」と聞くと、たいていの場合、「そういえば、きのう夫婦ゲンカをしました」という答えが返ってきます。

「赤ちゃんはお母さんの気持ちがわかるんですよ。こわがっているみたいですね」と言うと、お母さんはハッと気づき、赤ちゃんに「ごめんね、心配しないでね」と謝ってくれます。すると赤ちゃんが落ち着くにつれて、おなかの張りもおさまってくることが多いんです。

妊娠中にはさまざまなトラブルが起こり得ますが、そのかなりの部分に心理的要因があるようです。たとえば感染症も、免疫力が高ければ簡単にはかかりません。そして免疫力を低下させる主な原因は何かといえば、まず対人関係に由来するストレスなんです。

本来、お産はお母さん一人のものではなく、家族みんなで迎えるものです。妊娠中、お母さんは体にも心にも変調をきたしがちですが、お父さんは、どうか、お母さんが心地よく過ごせるように、いたわってほしいと思います。お母さんをサポートしていると、お父さんと赤ちゃんの絆《きずな》も深まります。お父さんの声を聞くたび、お母さんがうれしい気持ちになるなら、赤ちゃんはその思いを共有して、「お父さん＝大好きな人」と感じるようになるからです。

そんな赤ちゃんは生まれたとたん、お父さんを見て笑うかもしれません。赤ちゃんがなつけば、お父さんも積極的に子育てに参加するでしょうし、お母さんも楽になるはずです。子育ては、家族育てです。家族みんなが、赤ちゃんを中心に幸せになれるといいですね。

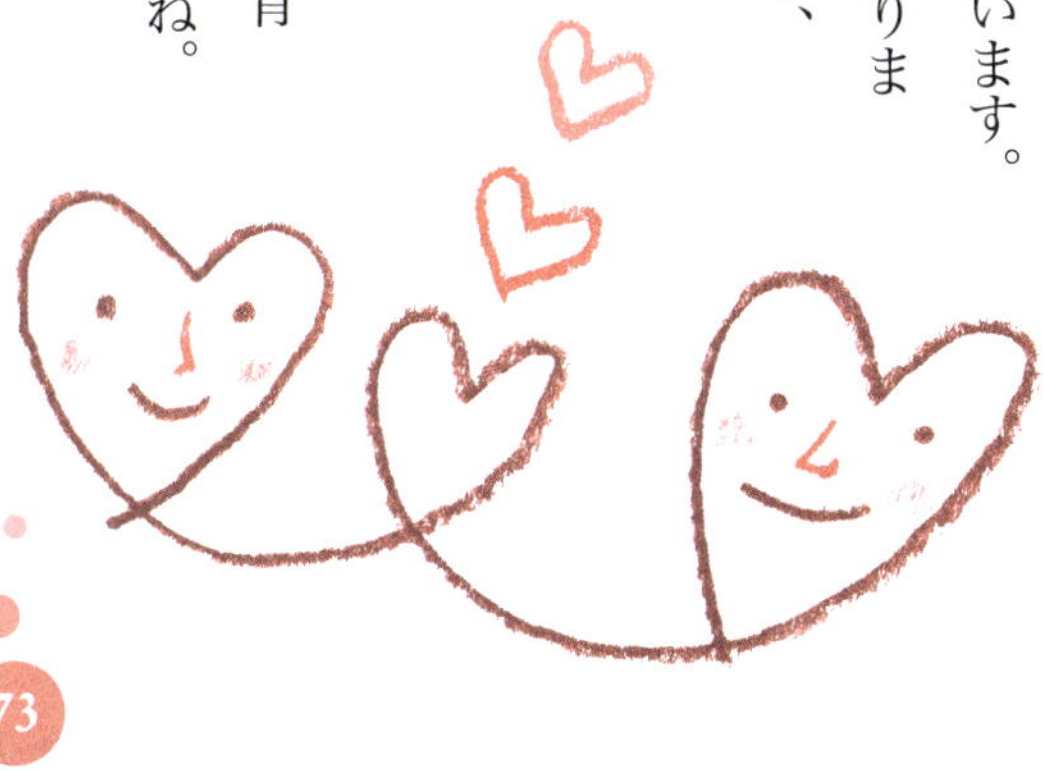

（おしゃべり法）
⑤「キックゲーム」や「夢」で、返事を聞く

赤ちゃんが何を感じ望んでいるのかを、尋ねてみるのも楽しいことです。

いちばん手軽なのは、赤ちゃんにおなかをトントンとけってもらう「キックゲーム」です。食材を手にとって「何がほしい?」と聞いたり、赤ちゃんの好きな音楽や絵本を質問することもできます。

あるお母さんは、「夫はおなかの赤ちゃんを男の子と思い込んでいて、『たろう』と呼びかけていましたが、そのたびに赤ちゃんはおなかをけっていました。私は赤ちゃんが『違う、女の子だよ!』と答えているのかなと感じていましたが、生まれてみたらやはり女の子でした」と言っています。

予定日が近づいたら、「いつ生まれたい?」と赤ちゃんに話しかけ、カレン

ダーをさしながら「この日？」と一日ずつ聞いていき、おなかをけって教えてもらうこともできます。キックゲームでは、「『はい』は1回、『いいえ』は2回」と約束するとかなり突っ込んだコミュニケーションも可能です。

また、赤ちゃんは夢を使ってお母さんに話しかけるときもあります。妊娠5カ月のとき、夢の中に赤ちゃんが現れ、「ぼくね、神さまと約束しているんだ。生まれるときは男だって」と言われたお母さんもいます。実際、生まれたのは元気な男の子でした。そんなふうに、夢の中で赤ちゃんが性別を告げるときは、私の知るかぎり、ほぼ確実に当たるようです。

出生前記憶がある子どもの中には、「夢の中で話しかけたのに、ママはわかってくれなかった」と言う子もいます。お母さんは、夢を少し意識してみるといいかもしれませんね。

ほかにも、おなかの赤ちゃんがお母さんの口を通して、あるいはお母さんの手を使った自動書記で、メッセージを伝える場合もあります。

（おしゃべり法）

⑥上の子に〝通訳〟してもらう⁉

お母さんより先に、おなかに赤ちゃんがいることに気づくきょうだいは、たくさんいます。多くは月経が遅れた頃からですが、排卵日や受精当日からわかることもあります。子どもたちは「赤ちゃんがいるよ」と言葉で教えてくれるだけでなく、人形をだっこする、足の間をのぞき込む、べたべた甘える、おなかをける、股をくすぐるなど、奇妙な行動をとり始めるようです。

おなかの赤ちゃんのようすが具体的に見えるというきょうだいもいます。「ちんちんないから女の子」「ぜったい男だ。見えた」と性別を当てたり、お姉ちゃんが「赤ちゃん、寝てる。……あ、起きた」と言ってすぐ、赤ちゃんが動き出すこともあります。

お母さんに「赤ちゃんにいつ生まれるか聞いて」と頼まれたお兄ちゃんが、

おなかに耳を当てて「うんうん」と言いながら聞き、「やったあ！あした生まれてくるって」と、教えてくれた例もあります。

赤ちゃんに無関心な子も、お母さんが「おへその穴からのぞくと、おなかの中が見えるんだって。赤ちゃんのようすを教えてくれる？」と頼んでみると、興味津々《しんしん》になってのぞいたり、おなかに耳を当てたりするようになります。このとき、お母さんは当たりはずれにはこだわらず、上の子の話を受けとめてください。そして、「赤ちゃんのことがわかって助かったわ。ありがとうね」と、お礼を言うことを忘れずに。

どんな子どもも、大好きなお母さんの役に立ちたいと願っています。そのため、赤ちゃんの登場に動揺していた子も、赤ちゃんの思いを通訳してお母さんを助けることができると、とてもうれしく誇らしく思うのです。そしてぐんと成長し、頼もしいお兄ちゃんお姉ちゃんに変身するのです。

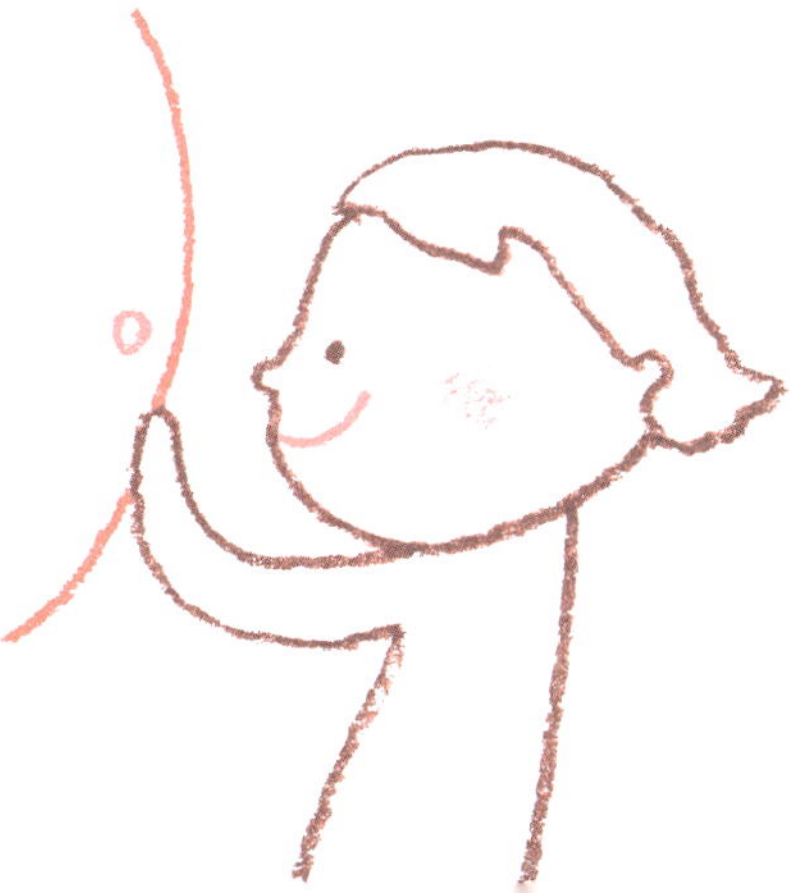

（おしゃべり法）
⑦上の子のやきもち、これで解消！

同じ親のもとに生まれる約束をしているたましいは、とても縁が深く、雲の上でも仲よしという場合が多いようです。

でも現実は、上の子にとって赤ちゃんはお母さんの愛情を分け合うライバル。お母さんが赤ちゃんの世話に追われていると、見捨てられたと勘違いしてしまうかもしれません。

きょうだいの仲の悪さは、子育ての大きな悩みの一つです。よくあるのが、上の子が赤ちゃんにやきもちを焼いてちょっかいを出し、お母さんが叱るとすねてしまって、さらにいたずらをするというパターン。ちょっとしたボタンのかけ違いが深刻になり、極端な場合は虐待《ぎゃくたい》にまでいたるケースもあります。だからこそ、妊娠中から上の子に対するケアがたいせつなんです。

そもそも、上の子がやきもちを焼くのは、お母さんが大好きだから。「赤ちゃんがいるからおなかに乗らないで」と怒ったら、子どもは混乱してしまいますが、「お母さん、おなかに乗られると苦しいの」と、お母さん自身を「主語」にして頼めば、子どもはすぐにわかってくれます。

機嫌をそこねて「赤ちゃんなんていらない」と言う子もいますが、「お姉ちゃんなのに！」と叱りつけるのではなく、「あなたがおなかにいるとき、お母さんは幸せだったわ。生まれてくるのを楽しみに待っていたの」とか、「赤ちゃんが生まれるとき、お母さんとてもつらいの。助けてくれるかな」などと話して、上の子の気持ちを少しずつ切り替えていくといいでしょう。

幸いなことに、おなかの赤ちゃんに話しかけ、10カ月かけてお兄ちゃんお姉ちゃんになる準備をしてきた子どもは、赤ちゃんを喜んで受け入れてくれます。私はお母さんたちから、上の子が幼稚園や学校から大急ぎで帰ってきて赤ちゃんの世話をしたがるという話を、よく聞きます。

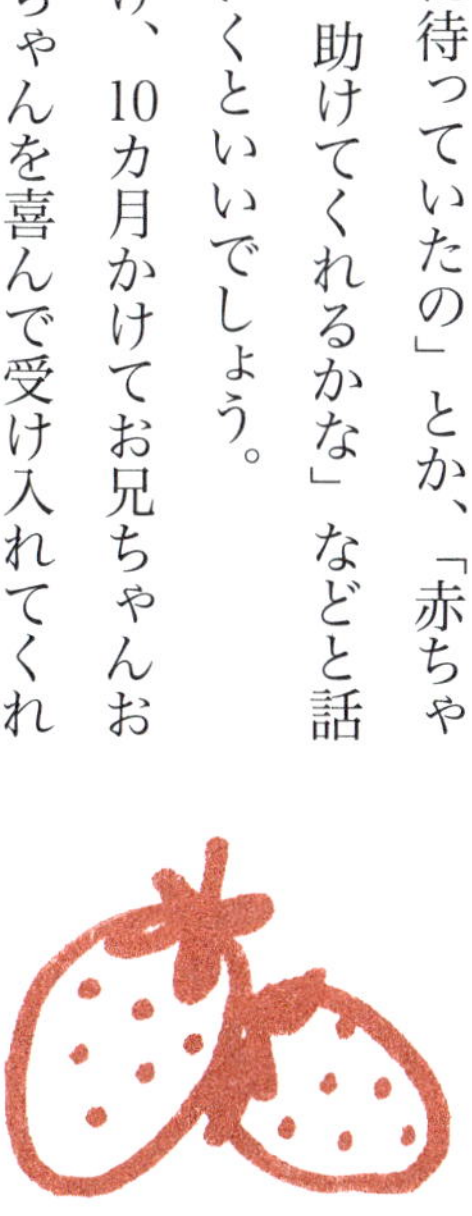

（おしゃべり法）

⑧ママが幸せ気分のコツを身につける

胎教に興味をおもちの方は多いと思いますが、何かをしなければとあせる必要はありません。胎教の基本は知識を教え込むことではなく、赤ちゃんとの絆を深めて、子育ての基盤をつくることだからです。

たとえば、胎教というとクラシック音楽を連想する人が多いのですが、お母さんがクラシックが苦手なら、無理に聞くことはありません。がまんして聞いていたら、その思いは赤ちゃんにも伝わり、赤ちゃんも「クラシックはいや」と思い込んでしまうでしょう。お母さん自身が聞いていて心地よい音楽を選びましょう。できれば、「赤ちゃんはどんな音楽が好き？」と対話しながら、ゆったりした気持ちで、さまざまな音楽を楽しめるといいですね。

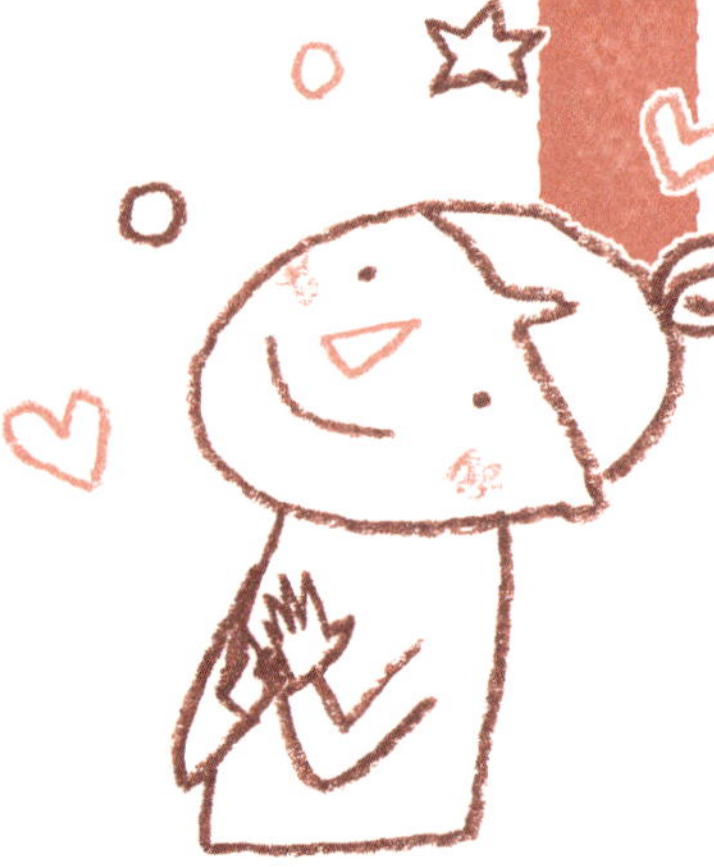

お母さんと赤ちゃんは一心同体です。お母さんの感情とともにさまざまなホルモンが体内を駆けめぐると、胎盤とへその緒を通して赤ちゃんの血液にも流れ込みます。だから、お母さんがうれしければ赤ちゃんもうれしいし、お母さんが楽しいと赤ちゃんも楽しいのです。満たされた心で妊娠生活を送っていたお母さんの子どもは、「おなかの中は気持ちよかった」と語ります。人生最初の日々、「愛されている」という安心感に包まれることは、赤ちゃんへの最高のプレゼントになるでしょう。

人生には自分だけでは解決できない問題もあり、ストレスがつきものです。けれど、避けられないストレスがあるのは、大きな視野から見れば、その状況を乗り越えて何かを学ぶ人生を選んできたことを意味するのかもしれません。それに、気持ちのもち方一つで新しい人生が開けるのも事実です。

お母さんは妊娠をきっかけに気持ちの切り替えを学び、苦しい状況の中でもいいことをさがせる名人になれるといいですね。

まだこんなに！

子どもたちの記憶②

胎名を覚えてた!?

★（「おなかにいた時、パパとママの声聞こえた？」）

プクちゃんて、ぼくのことでしょ？（男の子）

事実、妊娠中、赤ちゃんのことを「プクちゃん」と呼んでいました!!（ママ）

＊＊＊＊＊＊＊＊＊＊＊＊＊＊＊＊＊＊＊＊＊＊＊＊＊＊＊＊＊＊＊＊＊＊＊

★（大のお気に入りの人形に向かって）

ぽこちゃん！（女の子・1歳）

私は、この子がおなかにいたとき、「ぽこちゃん」と呼んでいました。偶然とは思えない、驚きの出来事でした。（ママ）

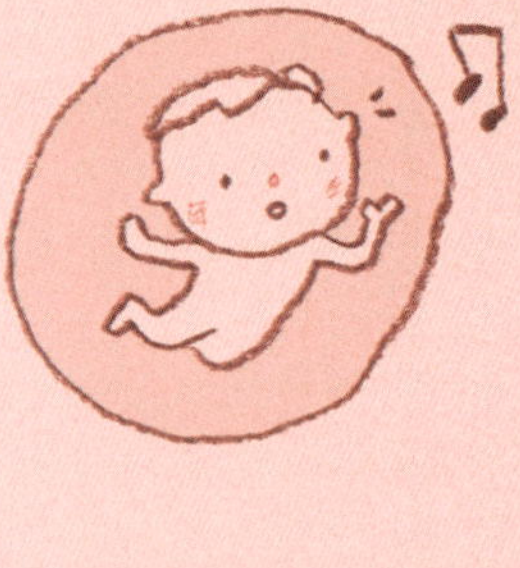

ママの話しかけた言葉は、
赤ちゃんにちゃんと届いているんですね。
（Dr. 池川）

出産直前の人へ

4章

どんなに準備しても お産への不安が 消えません

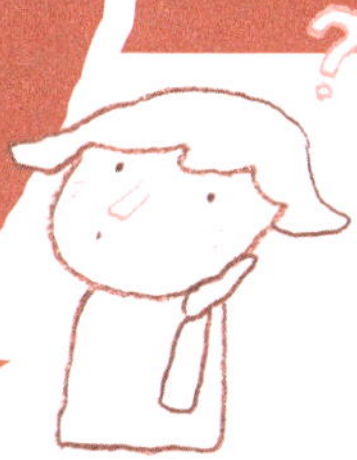

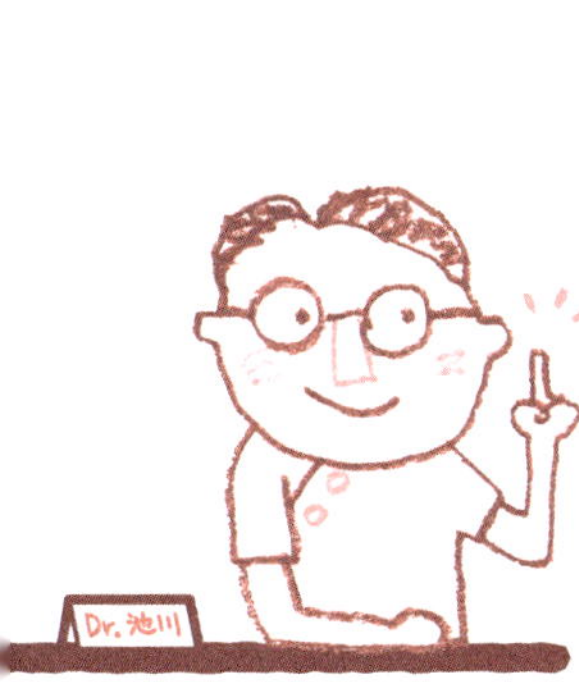

出生前記憶を知って 赤ちゃんを見れば安心！

ここでは、子どもたちの出生前記憶のうち、「誕生記憶」をもとに、赤ちゃんの視点で、お産の〝常識〟を見直してみました。お産の心配がなくなり、もっと楽になることでしょう。

①赤ちゃんは、自分の意志で生まれる

いよいよお産が近づいてくると、特に初産を迎えるお母さんは、喜びと不安の入り交じった、ちょっぴり複雑な気持ちになるかもしれません。「お産は痛い」「こわい」と語る人もいますから、心配になるのはもっともです。

でも、大丈夫。お母さんは決して、一人でお産するのではありません。いつも赤ちゃんと一緒です。生まれようとする赤ちゃんの力を信じて、いのちの流れを感じながら乗りきりましょう。

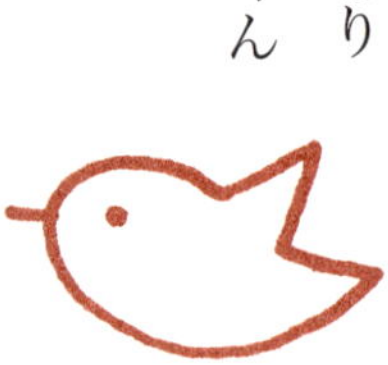

★「するーって出た」（たかふみくん・2歳）
★「ドアを一つひとつ開けて出てきたんだ」（しんたろうくん・3歳）
★「こわくてドキドキした。

せまい黒い穴の中に落っこちるような感じがしたから」（ようすけくん・5歳）

このように、生まれたときのことを覚えている子どももいます。

赤ちゃんにも個性があり、生まれる気満々で突き進む子もいれば、慎重にゆっくりと出てくる子もいます。いずれにせよ、出生前記憶によると、ほとんどの赤ちゃんは、自らの意志と自らの力で生まれようとしているんです。

★「ぼくは合図があったら出ようと思っていたから、合図を待っていた。生まれるときは、赤ちゃんが決める」（りゅうのすけくん・6歳）

どうやら、赤ちゃんは天使や神さまの合図を待って、自分で出てくることを決めるようです。興味深いことに、最近、赤ちゃんの肺から出るサーファクタントというタンパク質が、お母さんのマクロファージ（白血球の一つ）

を活性化させて子宮を刺激し、陣痛を起こすという説が提唱されています。とすれば、陣痛を起こすカギは赤ちゃんが握っているということになり、子どもたちの記憶と一致することになります。

★「そろそろ生まれないとたいへんだ（と思った）」（女の子・2歳）

▶予定日を過ぎても生まれず、「これ以上長引くと休暇がとれない」とお父さんがこぼし、産科医と口論になった翌日に生まれました。

★「先生が、おいで、したの。それで、はい、したの」（りおくん・2歳）

▶陣痛から出産まで4時間を切るスピードで生まれました。

★「（応援してくれる）ママの声、いちばんよく聞こえたよ」（ゆうきちゃん・2歳）

▶看護師さん2人におなかに乗って押してもらい、ようやく出産しました。

★「（不思議のトンネルは）最初は押し出してくれたのに、最後は自分の力で出ないといけないのがたいへんだった」（いっすいくん・7歳）

こんな記憶を聞くと、赤ちゃんもがんばっているんだと、勇気がわいてきますね。お産は、お母さんと赤ちゃんの共同プロジェクトなのです。

★「生まれるときは苦しかった。出てきて寒かった。最初にお医者さんが見えた」（れおんくん・2歳）

▶子宮口がなかなか開かず、たいへんなお産でした。

★「お母さんの顔が不思議で、じーっと見ていた」（さきちゃん・2歳）

▶出産直後1時間、お母さんに抱かれていました。

赤ちゃんはあたたかくて心地よい羊水《ようすい》という空間から、まったく違う環境に出てくるのです。赤ちゃんの驚きを考えると、少しでもショックの少ないお産を目ざしていきたいと感じます。

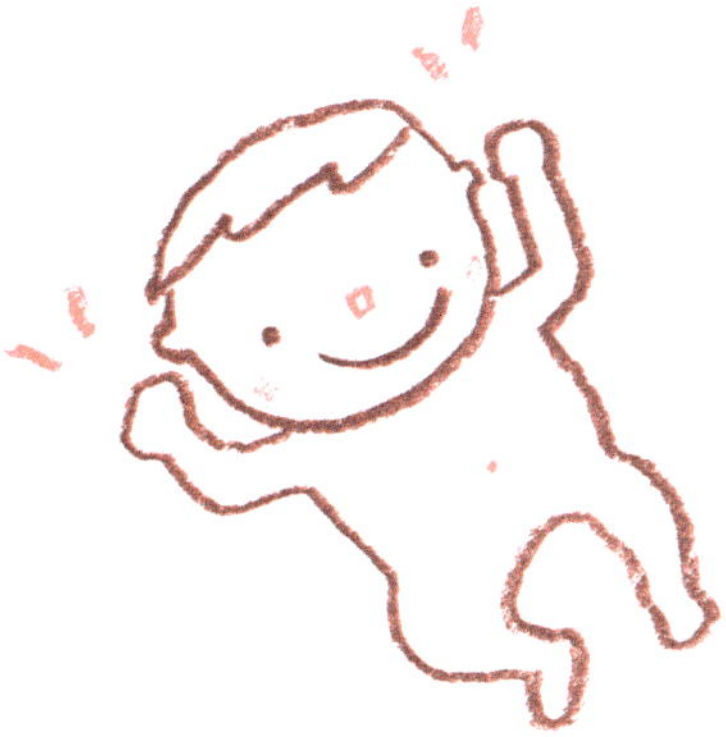

②「赤ちゃんのペース」を尊重しよう

ほとんどの赤ちゃんは、自分の力で外に出たいと望んでいます。その思いをくみとってサポートするのが、医療者の役目です。

医学の教科書には、「初産で30時間以上経《た》っても分娩が進まないときは、陣痛促進剤の点滴や吸引分娩を考える」と記されていますが、私の経験からすると、ほとんどそんな必要はありません。

★「ぼく、まだお母さんのおなかの中にいたかったのに、むりやり外に出された。とても眠かったのに」（男の子・2歳）

★「まだ眠くて寝ていたかったのに、起こされちゃったよ」（女の子・4歳）

頭だけ出たところでいったんお産が止まり、心拍数が落ちても、赤ちゃんの顔の血色がよく酸素が足りているなら、次の陣痛を待っても大丈夫です。赤ちゃんが呼吸をしていなくても、へその緒で胎盤とつながり酸素が流れ込んでいるあいだは、問題ないんです。お母さんが陣痛の途中で眠ってしまうと、医師は微弱陣痛かもしれないと考えて陣痛促進剤を投与することが多いのですが、それがかえってお産のスムーズな流れを妨げる場合もあります。お母さんは眠ることで体を休めるほうがいいのかもしれませんし、赤ちゃんも理由があってゆっくり出てこようとしているのかもしれません。

★「（へその緒が巻きついていたので）自分でほどいて出ようとしたのに、
お母さんがあわてるから首が締まってきて、
苦しかったよ」（女の子・中学生）

この女の子が生まれたときは、陣痛が弱くなったので陣痛促進剤を使ったそうです。多くの産科医が気づいていることですが、へその緒が赤ちゃんの体に巻きついていると陣痛が弱くなり、お産が長引く傾向にあります。どうやら、お産が急に進んでへその緒が首に巻きつかないように、赤ちゃんが調整しているようなんです。ですから、そこに陣痛促進剤を投与されると、赤ちゃんはペースを乱されて、かえって苦しくなってしまいます。

ゆっくり進むお産には、ほかにもメリットがあります。赤ちゃんが、胸を少しずつ締めつけられながら出てくることで、肺にたまった羊水も自然に外に出ていくのです。感染症予防という点ではかえって安全ですし、鼻や口にゴムの管を通して羊水を吸い出すという、苦しい処置もしなくてすみます。

もちろん、「自分で出たいけど、無理みたい。助けて！」と訴える赤ちゃんもいますから、見きわめが肝心です。その判断は、数値でマニュアル化できるものではなく、もっと直観に根ざした何かが必要です。

★「くるくるって回ってドボンって行っちゃったんだ」（さくらちゃん・2歳）

▶吸引分娩で勢いよく出てきました。お産のときのことは一度話しただけで、その後は聞いてほしくないという表情をします。

私はやむをえず医療処置をするとき、心の中で赤ちゃんに語りかけます。たとえば、「これから頭に器械をつけて、引っぱるよ。ちょっと痛いけれど、すぐ楽になるからがまんしてね」と話しかけ、了解をもらうんです。

あるとき、赤ちゃんに話しかけないまま、吸引分娩に踏みきったことがありました。外に出た赤ちゃんは怒りをあらわにして大泣きし、お母さんにだっこされてもなかなか泣きやみませんでした。赤ちゃんが目を開けたとき私と目が合ったのですが、そのときの表情はまるで文句を言っているようで、私は申しわけない思いでいっぱいになりました。どんなときも、一人前の存在として赤ちゃんに接することがたいせつです。

③「陣痛を楽しみに待つ」と安産に

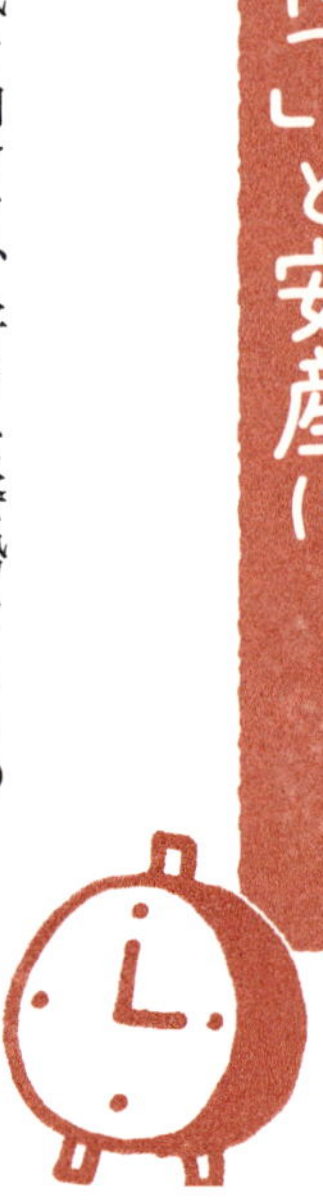

陣痛をやりすごすには、呼吸に意識を向けて、好きな姿勢をとるのがいいでしょう。ただし呼吸法については、絶対的な理想というものはありません。むしろ、いのちがどのように生まれたがっているかを体で感じるべきときに、どう呼吸するかを頭で考えすぎるのはマイナスです。教えられたとおりに呼吸しようとして、かえって緊張し、苦しくなるお母さんもいます。

ポイントは、自分が最も楽な呼吸をすることです。ただし、苦しいときは息を止めてしまいがちなので、意識して息を吐き出すということだけは気をつけてください。

陣痛のつらさには、心理的なものが大きく影響します。「痛いのはいやだ」と思っていると、痛みをいっそう強く感じます。不安があると、陣痛の山がくる前から痛みを予期して、つらくなります。また、前回の陣痛の山にこだわっていると、山を越えても痛みが残ってしまいます。つまり、未来に不安を感じ過去に引きずられると、痛みを感じ続けてしまうんです。

けれど、陣痛は、単につらいだけのものではありません。確かにストレスはかかりますが、陣痛が始まると、脳内にβ《ベータ》エンドルフィンというホルモンが分泌され、それによって至福感がもたらされます。

そもそも、陣痛はずっと続くわけではなく、陣痛と陣痛の合間にはまったく痛みのない時間があります。そのときもβエンドルフィンは分泌され続けるので、至福感だけを感じとり、あまりの心地よさに眠ってしまうお母さんもいるほどです。

陣痛の波にうまく乗れたお母さんは、「お産の思い出は、つらさよりも幸福感のほうが印象的でした。何度でも出産したいわ」と言うこともあります。究極の安産法は、陣痛を楽しみに待つことかもしれませんね。

④家族はお母さんの気持ちを考えてサポートを

お産には、お母さんの心理的状態がかなり影響します。身体的な条件で難産になることもありますが、神経質になりすぎて難産になることもあるんです。あるお母さんは、お産が始まったとき、ちょうど家族間のゴタゴタに巻き込まれていたため、陣痛がなかなか強くなりませんでした。子宮口はほぼ全開しているのに、赤ちゃんは何日も外に出てこなかったんです。けれど陣痛が始まって5日目、問題が解決してお母さんが安心したとたん、お産は急に進み、元気な赤ちゃんが生まれました。

お産にのぞむお母さんは、新記録に挑戦するアスリートのようなもの。周囲の人は、不安をかき立てたり意気消沈させたりする言葉は慎み、お母さんを励ますポジティブな言葉をかけてほしいと思います。

特に、心配性のおばあちゃんがいるときは要注意です。経過が順調だったのに、おばあちゃんに「あなたはこうだからダメなのよ」と言われたとたん、動揺してお産が止まってしまうこともあります。

とはいえ、お産は基本的に、お母さんと赤ちゃんで乗りきるものです。お母さんは家族、特にお父さんに、心理的に頼りすぎないようにしましょう。立ち会い出産はすばらしいものですが、お父さんに寄りかかる気持ちがあると、お産が進みにくいこともあるようです。

また、「お産のあとは、疲れ果てて何もできなくなる」というような、まちがった常識を手放すこともたいせつです。もちろん、もともと体力のない方もいるでしょう。けれどほとんどの場合、赤ちゃんをだっこするくらいの余力はあるはずです。思い込みを捨てると、産後の回復は、もっとスムーズになるような気がしてなりません。

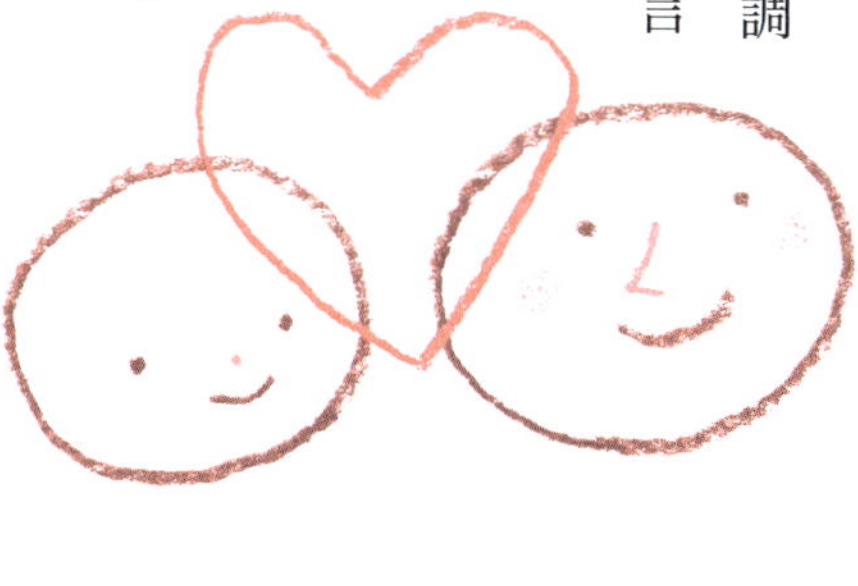

⑤「カンガルーケア」のすばらしさ

お産直後は、お母さんの体の中で子どもへの愛を深めるプロラクチンやオキシトシンなどのホルモンが多く分泌されるので、赤ちゃんとふれあう機会をたくさんつくることは、その後の子育てにもいい影響を及ぼします。

多くの産科では、赤ちゃんが生まれても「元気ですよ」とチラリと見せるだけでお母さんから引き離し、体重測定などのルーチンの処置を行います。そのまま新生児室に連れていかれたら、お母さんは赤ちゃんを丸一日だっこできないこともあります。

これは、母子の絆《きずな》づくりという意味では、とてももったいないことです。それに赤ちゃんは、体は未熟でも、感じる心は一人前です。それまでずっと一緒だったお母さんから突然引き離され、羊水の中とはまる

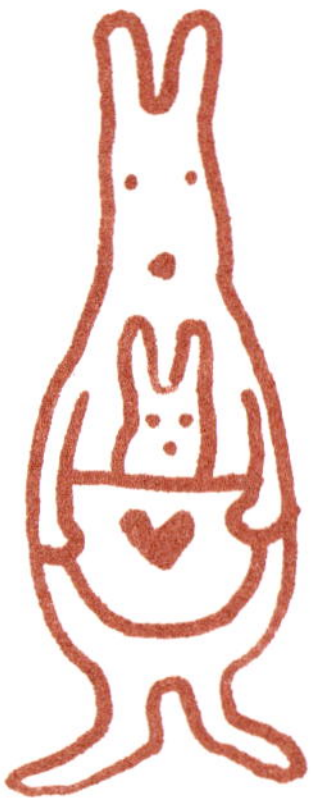

で違った環境で次々と処置を受けることを、きわめて苦痛に感じています。

そこで私のクリニックでは、赤ちゃんがおなかの外に出るとすぐ、へその緒がついたままお母さんに抱きとってもらいます。このとき、お母さんも胸やおなかをはだけて、赤ちゃんと肌をじかにふれあわせます。これは、カンガルーケアと呼ばれ、もともとは保育器が足りない途上国で、赤ちゃんの体温低下を防ぐために工夫された方法です。体温保持に役立つだけでなく、母子の心身の安定にプラスになることがわかったため、少しずつ広まってきているのです。

お母さんに抱かれると、赤ちゃんは泣きやみ、安心しきった様子になります。そして、自分からお母さんの胸にはい上がって、おっぱいをさがし始めるのです。お母さんも、神々しいばかりの愛のまなざしで赤ちゃんを見つめます。その幸せは赤ちゃんの心に残るようで、お産のあと、すぐに授乳してもらった女の子は、4歳のとき「おっぱいがあったかかった」と語っています。

⑥この努力で、赤ちゃんをもっと愛せる

赤ちゃんとお母さんが密着した子育てには、赤ちゃんの発育を促す効果もあります。ある研究によると、誕生後すぐ赤ちゃんを背負ってどこにでも連れていくアフリカでは、赤ちゃんの首がすわるのが4～5週目、座るのが4カ月目、立って歩くのは8カ月目と、先進国の赤ちゃんに比べてきわめて早くなっています（先進国では、それぞれ3カ月、7～8カ月、12～14カ月）。

特に、生まれたばかりの赤ちゃんをだっこするカンガルーケアは、母子の愛の絆を深め、お母さんの覚悟と自信を育《はぐく》むすばらしい方法です。

ところが、私がクリニックに導入した初期には、「お産で疲れたから、赤ちゃんはあっちへやってください」というお母さんが3人も続いたのです。赤ちゃ

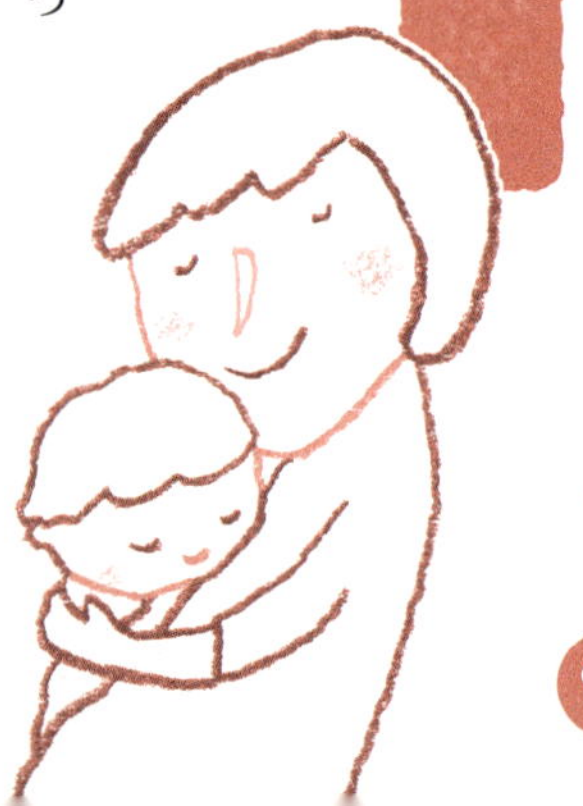

んに話しかけもしません。見かねた私が「かわいいですね」と声をかけても、口ごもったまま。お父さんも、黙りこくっていたんです。

ショックでした。女の人は、赤ちゃんを産んだら自動的にお母さんになるというわけではないんですね。そこで私は、妊娠中から積極的に母子の絆づくりをするため、お母さんにおなかの赤ちゃんに話しかけてもらうことを思いついたんです。出生前記憶《しゅっせいぜんきおく》を紹介し、3章でご紹介した「おしゃべり法」をお勧めするようにしたところ、効果は目に見えて表れました。

お産のあと、「赤ちゃんをあっちへやって」というお母さんはいなくなりました。赤ちゃんの夜間預かり率も、90％から5％パーセント以下に激減しました（私のクリニックでは、夜はお母さんが見てもいいし、助産師に預けてもいいことになっています）。マタニティブルーになるお母さんも、いなくなりました。多くのお母さんが、「赤ちゃんが何を望んでいるかわかるので、とても助かります」と語り、子育てを楽しんでくれるようになったのです。

⑦赤ちゃんに、苦しい記憶を残さないために

赤ちゃんに繊細な感情や感覚があることを知ると、お産というストレスが赤ちゃんに及ぼす影響を不安に思うお母さんもいるでしょう。ところが、苦しいお産が赤ちゃんの心に傷を残すかというと、いちがいにそうとは言いきれないのです。

私は出生前記憶に関する大規模アンケート調査の結果を、自然分娩、帝王切開、鉗子《かんし》分娩、吸引分娩などに分類して、それぞれ比較してみました。すると、誕生記憶の保有率に有意差が見られなかっただけでなく、医療介入があったケースでもポジティブな記憶が圧倒的に多かったのです。

赤ちゃんの誕生記憶がポジティブかネガティブかについて、唯一影響を及ぼしているのは、「母親がお産を安産と感じているか／難産と感じているか」

というファクターだけでした（167ページ参照）。

つまり、たとえお産に時間がかかったり、帝王切開や吸引などの医療介入が必要になっても、お母さんがお産を肯定的にとらえていると、赤ちゃんにつらい誕生記憶が残りにくいことがわかります。

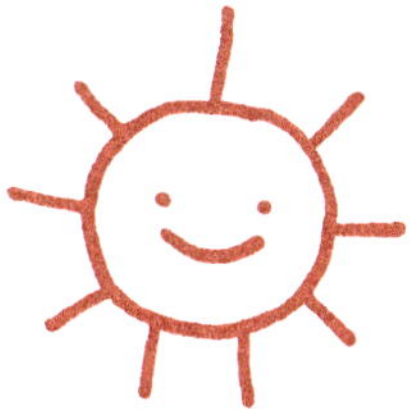

その理由として、一般的には、分娩中に分泌されるオキシトシンというホルモンが記憶を消すためと考えられています。分娩中には、オキシトシン以外にも、記憶を消すホルモンや記憶を残すホルモンが同時に分泌され、それらのバランスで記憶の量や質が決まってくるようです。そのメカニズムはきわめて複雑で、心理的な影響がかなり大きいように思います。

ですから、お母さんは前向きな気持ちでお産を迎えてください。その気持ちが赤ちゃんに伝わると、赤ちゃんにつらい記憶が残りにくくなるのです。

⑧自然のメカニズムを信じよう

私は、今こそお産の常識が問い直されるべきときだと思っています。その一つが、へその緒を切るタイミングです。

従来のように、赤ちゃんをお母さんから引き離してベッドの下におろす場合は、生まれてすぐ、へその緒を切る必要があります。それは、胎盤から赤ちゃんに一気に血液が流れ込み、多血症を引き起こすおそれがあるためです。

おなかの中では、赤ちゃんは、へその緒を通して酸素を得ています。しかし、生まれたあと、すぐにへその緒を切ると、赤ちゃんはとつぜん肺呼吸に切り替え、大量の酸素を取り込まなければなりません。産声とは、じつはそのときの恐怖と驚きの声なのです。産声を上げないと無酸素状態が続いてしまいますから、まさに命にかかわります。ですから、赤ちゃんが泣かない場合は、たたいてでも泣かせて、肺を刺激しなければなりません。

いっぽう、カンガルーケアを採用すると、へその緒は急いで切らなくて大丈夫です。赤ちゃんはお母さんの上に抱きとられるため、血液が赤ちゃんに流れ込むリスクがないからです。

私のクリニックでは、へその緒の拍動が止まって赤ちゃんの呼吸が確立した時点で、ゆっくりへその緒を切るようにしています。胎盤は、赤ちゃんが生まれたあとも、しばらくは酸素を供給してくれます。胎盤のおかげで、赤ちゃんは初めて自分で呼吸をするという試練を乗り越え、変化に少しずつ慣れることができます。その意味では、胎盤は自然が用意してくれたプレゼントといえるかもしれません。

私たちには、もっと自然のメカニズムを信じたお産が必要な気がしてなりません。

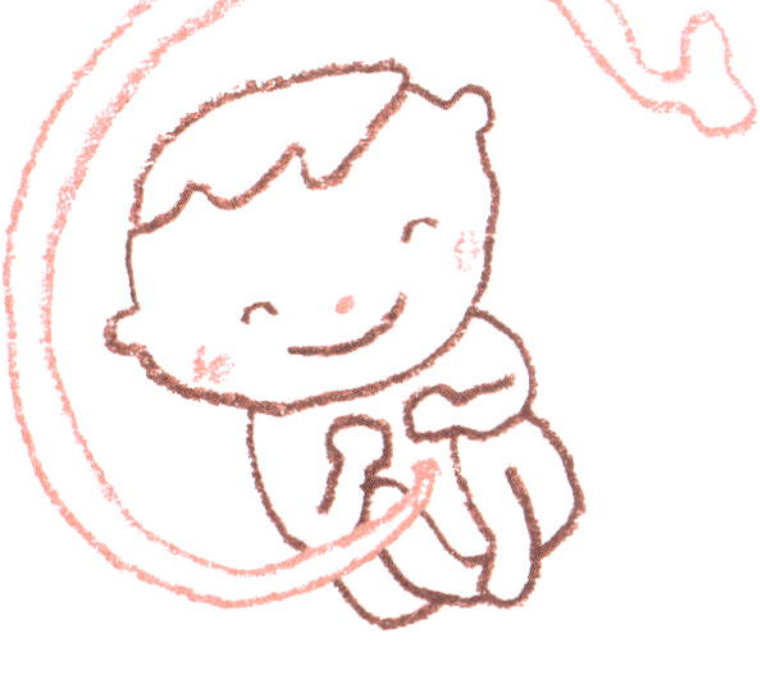

⑨よい産院選びのコツ

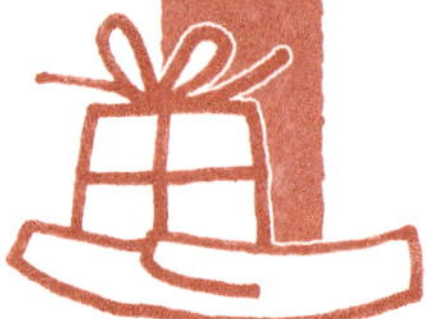

お産をする場所は、病院、産院、助産院、自宅出産など選択肢がたくさんありますが、お産に対する希望や家族の事情を考えると、自然に答えは見えてくるはずです。

気をつけていただきたいのは、残念ながら、すでに産科が不足している地域があることです。産院を決める時期の目安を「妊娠5カ月頃まで」としている情報誌もありますが、妊娠9週ですでに分娩予約が終了している産科もありますから、なるべく早く受診することをお勧めします。

私は、赤ちゃんの体と心に優しいお産ができる場が理想だと考えています。リスクは伴いますが、自宅でお産するのが基本だとさえ思うのです。けれどもちろん、事情によって、大病院を選ばなくてはならないお母さんもいるでしょう。たいせつなのは、「無事に生まれたい」という赤ちゃんの願いをかなえる場を見つけることです。

その意味では、やむをえず希望のお産ができない場合でも、気持ちを切り替えることがたいせつです。そんなとき、赤ちゃん自身が生まれる場所を選んでいることもあるという事例を知っていると、励まされるでしょう。

あるお母さんは、自然分娩を希望して助産院に通っていましたが、逆子《さかご》がなおらず、病院で帝王切開になりました。お母さんはがっかりしましたが、転院先の主治医は人望のあつい産科医で、元気な男の子が生まれました。そして男の子は3歳になったとき、「ぼくはあの先生に会いたかったから、あの病院で生まれたんだよ」と言ったそうです。

よく聞く話ですが、自分の勤務時間帯になると、なぜか赤ちゃんが立て続けに生まれる、という産科医や助産師もいます。私には、赤ちゃんが取り上げてもらいたい人を選んで生まれてくるような気がしてなりません。

まだこんなに！

子どもたちの記憶③

名前も子ども自身が決めてくる!?

★ほのみちゃんです。よろしくおねがいします。

妊娠19週の頃、赤ちゃんが女の子だと分かる前に、女の子と隣同士に座って名前を伝えられた夢を見ました。（ママ）

＊＊＊＊＊＊＊＊＊＊＊＊＊＊＊＊＊＊＊＊＊＊＊＊＊＊＊＊＊＊＊＊＊＊

★ぼく、のぞみ。

妊娠３カ月頃、お父さんの夢の中に２～３歳の男の子が出てきて、名前を教えてくれました。

先生からは「女の子」と言われていたので、男の子が生まれてきたときは、とっても驚きました。（ママ）

＊＊＊＊＊＊＊＊＊＊＊＊＊＊＊＊＊＊＊＊＊＊＊＊＊＊＊＊＊＊＊＊＊＊

★「ゆうせい」がいいの。

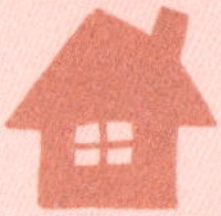

「ゆう」と名前をつけようと思っていた妊娠後期の頃、夢の中で言われました。
４歳になった現在も、夢に出てきたことを覚えていて、「名前は自分で決めた」と言っています。（ママ）

不思議ですが、子ども自身が
名前を決めることも多いようです。
（Dr. 池川）

出産直後の人へ

5章

万一、トラブルが起きたら どうすればいい でしょうか？

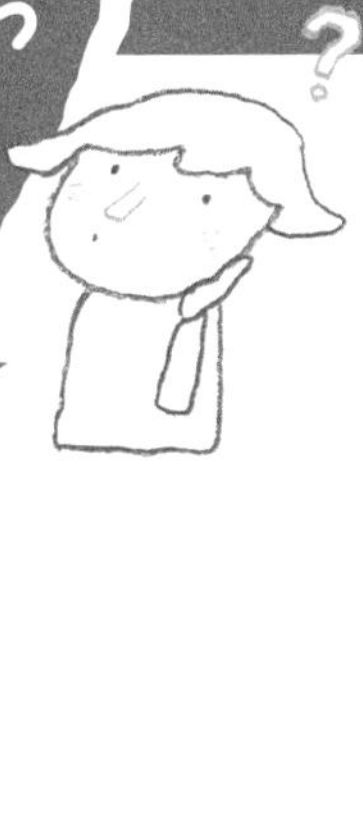

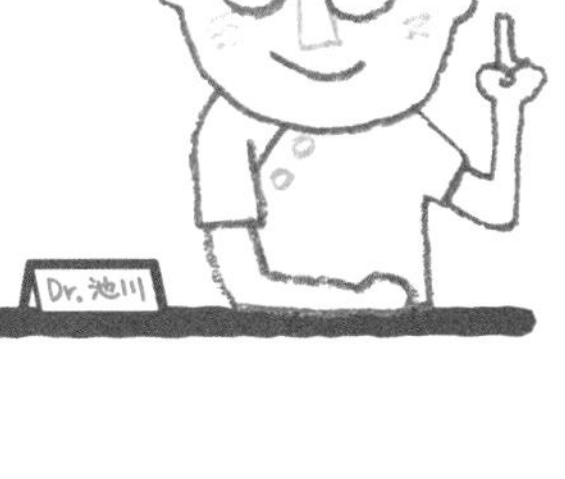

どんなお産も 深い意味がある かけがえのないお産です

お産トラブルが起きたときも、出生前記憶の事例は、私たちにメッセージを伝え勇気を与えてくれます。「自分を責めすぎないで、悲しみすぎないで。そこから意味を学んで」と——。

①お産は、加点法で考えよう

やみくもに心配する必要はありませんが、お産では予想外のトラブルが起きる場合もあることは、心の隅にとめておくといいかもしれません。

ある調査によると、お母さんの９割が自分のお産に不満があるといいます。これは現代のお産がお母さんの心に配慮していないという事情もありますが、お母さん自身の心のもち方にも問題があるような気がします。

理想のお産を思い描きすぎると、実際のお産を減点法で評価することになりがちです。自然分娩のよさを知っているお母さんは、帝王切開や難産になると「自分はお産に失敗した。だめな親だ」と思い込み、子育てに行きづまると、「お産のせいだ」と思いつめてしまうかもしれません。

けれど、そんなときに気づいていただきたいのは、お産は子育てのゴールではないということです。お産にこだわり続けると、子育てのプロセスを断ち切ることになり、「いま」の子どもと向き合えなくなります。

理想をいうなら、自然分娩の安産が望ましいのはもちろんです。けれど、もしかしたら、赤ちゃん自身が人生最初の試練として、難産を選んできたのかもしれません。そんな赤ちゃんの強いたましいを認めて母子で乗りきっていくなら、お産のつらい体験は赤ちゃんの人生にマイナスになるとはかぎりません。実際、何百組もの親子を対象にしたある調査で、最も絆《きずな》が深い母子3組の赤ちゃんは、みんな帝王切開で生まれていました。

たいせつなのは、起きたことを受けとめ、そこから何を学び、どんな新しい考え方、工夫、努力を加えていくかです。母子の絆を深めるお産、前向きになれるお産が、「よいお産」なのです。究極的には、生まれたい赤ちゃんをこの世に生まれさせてあげたのですから、それだけですべて百点満点のお産です。お母さんは自信をもってください。

②もう一度、お母さんに会いにくる子も!?

流産についてもお話ししましょう。

つらいことですが、せっかくおなかに宿っても、また雲の上に帰ってしまう赤ちゃんもいます。赤ちゃんはおなかに宿るとき、両親を選ぶだけでなく、その人生で何を学ぶかも理解しています。赤ちゃん自身が、おなかで亡くなるという体験を通して何かを学ぼうとしているのかもしれません。赤ちゃん自身がそう決めていたら、お母さんに引き留めることはできないんです。

ある女性には、生まれる前、雲の上から仲よしの友だちと一緒にこの世におりてきた、という記憶があります。その女性は、「私のお母さんとは違う女性に宿るために、途中まで私と一緒におりてきた子がいましたが、途中で『疲れたから帰る。でも、また同じお母さんのところに行くよ』と、雲の上に戻っていきました。その子を宿したお母さんは、流産したのだろうと思います」と言っていました。

また、あるお母さんは流産して3カ月後、再び妊娠して男の子を授かりました。その子は5歳のとき、「前に来た赤ちゃんは、ぼくだったんだよ。あのときどうして帰っちゃったかっていうと、パパとママを選んだけれど、本当にいいのか確かめに来たんだ。大丈夫だと思ったので、次は本当に来たんだよ」と言ったそうです。そんなふうに、もう一度同じ赤ちゃんが来るときは、妊娠した日や誕生日が前のお子さんに共通しているなど、なんらかのヒントをくれることもあるようです。

私は流産したお母さんに、「今回、赤ちゃんは流産を選んだけれど、それはきっと赤ちゃんにとって必要だったからだと思いますよ」とお話しします。すると「少し気が楽になりました」とおっしゃって、すぐに再び妊娠するお母さんもいるのです。

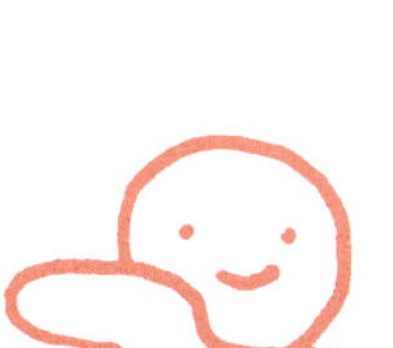

③流産にも「安産」がある

流産には、おなかの赤ちゃんの心臓が止まっても、体はお母さんの中にとどまっている場合があります。

そんなとき、ほとんどの病院は手術して赤ちゃんを外に出すよう勧めます。けれど私のクリニックでは、お母さんが希望するなら、特に問題がある場合を除いて、自然に外に出るのを見守るようにしています。すると数週間のあいだに、おしるしがあり陣痛が起きて、赤ちゃんが出てくるのです。

その意味では、流産もふつうのお産と同じです。病院で手術するなら帝王切開、家で流産したら自宅出産のようなものなのです。自然出産にはリスクもありますが、メリットも大きく、多くの場合は問題ありません。しかも、すぐに手術するのではなく、赤ちゃんが出てくるまで待っていると、お母さ

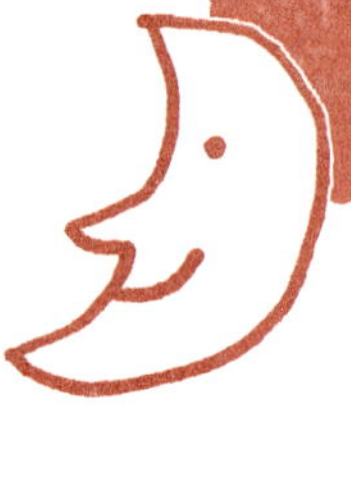

んは赤ちゃんの死を受け入れる時間を持てます。

そんなふうに、流産に対する私の考え方がガラリと変わったのは、あるお母さんのひとことがきっかけでした。おなかの赤ちゃんの心臓が止まったとき、そのお母さんは、赤ちゃんが自然に出てくるのを待つことを選び、「でも陣痛はいやだわ」と言いながら帰りました。そして数週間後、再び私のクリニックを訪れ、こう話してくれたんです。「先生、安産でした。赤ちゃんに『お母さんは痛いのがいやなの。痛くないように生まれてくれる？』って頼んだら、スッと生まれてきたんです。この子、いい子です」。

そのお母さんは、「流産したのはつらいし悲しいです。でも、1歳半の上の子が、それまで一人遊びが好きで手がかからなかったのに、妊娠がわかって少し不安定になったんです。推測ですが、赤ちゃんは『もう少しお兄ちゃんと遊んであげて。私は今度でいいから』と言ってくれた気がします」と、教えてくれました。

④亡くなった赤ちゃんからのメッセージ

赤ちゃんの心臓が止まっていることを告げると、ショックを受けながらも「やっぱり」とおっしゃるお母さんもいます。それまで妊娠経過が順調でもなぜか不安につきまとわれるなど、流産の予兆を感じることもあるようです。また、流産したあと、赤ちゃんからメッセージを受けとるお母さんもたくさんいます。

「おなかの中で亡くなった赤ちゃんが外に出てきたのは、夜中でした。夫が夜勤に出かける少し前でした。ふだん夜には目を覚まさない上の子も起きてきて、家族みんなで見送ることができたんです。私が手のひらに赤ちゃんをのせて泣きながら眺めていると、上の子は『かわいいね』と言ってくれました。5分から10分でしたが、長い時間に感じられました。赤ちゃんは、家族の絆と子どもたちの優しさを教えてくれたと思います」

別のお母さんは、こう言っています。

「妊娠をきっかけに、私たちは結婚を決めました。そして挨拶《あいさつ》に行った夫の実家で、流産になったのです。あちらのお母さんがとても心配してくださり、結婚を決めてよかったと思いました。悲しいけれど、赤ちゃんには感謝の気持ちでいっぱいです。赤ちゃんは、本当はこの世にくる時期ではなかったのに、早めに来てくれたように思います。『ふたりで仲よくがんばってね。今回の私の役目は果たしたよ』と言っているような気がするんです」

亡くなった赤ちゃんのメッセージは、「子育ての準備がまだだよ」「お母さん、自分を大事にして」「お父さんと仲よくね」「いのちってすばらしいよ」といったふうに、それぞれ異なります。内容は周囲が推測することではなく、お母さん本人が感じとるしかありませんが、いずれもお母さんを励ますポジティブなメッセージであることは確かなようです。

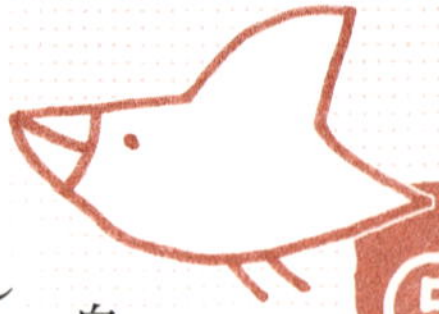

⑤どんなお産も、お母さんを成長させる

自然分娩の安産を体験したお母さんの中には、「宇宙との一体感を感じました」と語る人もいますが、流産で神秘体験をしたお母さんもいます。その赤ちゃんは、流産と診断されてから2週間後、もし時間が少しでもずれていたらゆっくり向き合えなかった完璧なタイミングで、自宅で生まれました。胎盤になる白い絨毛《じゅうもう》がついたきれいな袋の中に、1センチくらいのタツノオトシゴのような赤ちゃんが入っていたのです。お母さんは赤ちゃんを手に抱いたまま、いのちの神秘にうたれ、宇宙にいだかれていることを感じて、涙を流しました。それは悲しみではなく、感激の涙でした。

赤ちゃんを失うことほど、お母さんにとってつらいことはありません。流産の悲しみが何年たっても癒《い》えないお母さんもいます。けれど赤ちゃんは決して、お母さんを悲しませたくておなかに宿ったわけではないと思うのです。

赤ちゃんが宿ったこと自体が奇跡であり、祝福なのです。健康に生まれる赤ちゃんも、すぐに亡くなる赤ちゃんも、お母さんや周りの人たちを成長させるという、大きなプレゼントをもってくるのは同じです。

お母さんが赤ちゃんのプレゼントを受けとってくれなかったら、赤ちゃんはおなかに宿れた喜びはあっても、お母さんの役に立てたという喜びの残りの半分は味わえません。赤ちゃんを百パーセント満足させるために、赤ちゃんが何を伝えたがっているか、感じてあげてほしいのです。

つらい思いを乗り越えた人ほど優しくなれるというのは本当です。母親として最大の悲しみを経験した人は、同じ境遇にある人の痛みを癒《いや》すことができます。

赤ちゃんの死を通して、お母さんが成長してくれるなら、赤ちゃんも喜んでくれるのではないでしょうか。

⑥赤ちゃんに病気や障害があったら

つらいテーマですが、病気や障害についても、お話ししておきます。

赤ちゃんに先天性の病気や障害があると、お母さんは自分を責めてしまいがちです。とまどい、悲しくなり、不安になるかもしれません。気丈にふるまわなくてはと思っているお父さんと、気持ちのすれ違いがあるかもしれません。それはごく自然なことなので、自分の気持ちを否定せず、いったん受けとめていただきたいと思います。

流産や死産が一定の割合で起きるように、何人かに一人は必ず、病気や障害をもった赤ちゃんが生まれるのです。同じようにショックを受け、乗り越えてきた先輩はたくさんいます。親の会などに連絡をとって情報交換をしたり、思いを分かち合うこともいいでしょう。

そして、1章でご紹介したように、子どもは自分で人生の計画を立てて生まれてきたということを、思い出していただきたいと思います。

ある心臓病の男の子は、お母さんに「どうして病気になったの」と聞かれたとき、「そのほうが、おもしろいと思ったから。ママ、ごめんね」と言って、クスッと笑ったそうです。その子は心臓病に加えて重症の喘息《ぜんそく》もあるのですが、「喘息になるのは、決めてきた。だって、治すのがおもしろいからね」とも言っています。お母さんは、「息子のおかげで、さまざまな出会いや気づきに恵まれました」と、語ってくれました。

人生に試練を設定してきた赤ちゃんは、とても強いたましいです。赤ちゃんは、あなたとなら意義ある人生のスタートを切れると信じ、お母さんとして選んだのです。ですから、あなたも、きっと強いたましいの持ち主です。

どうかいま目の前にいる赤ちゃんを見つめ、一緒に過ごす時間をたいせつにしていただきたいと思います。

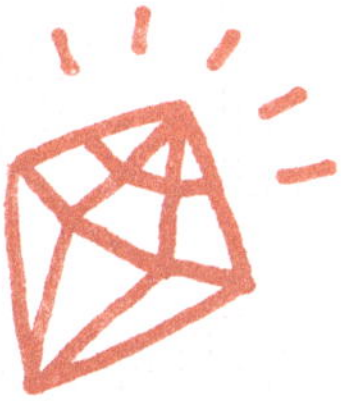

⑦中絶をどう考える？

せっかく赤ちゃんが宿っても、中絶を考えるお母さんもいます。私は基本的に、産んであげてほしいと思います。赤ちゃんは、おなかに宿る前は、一人前のたましいで、さまざまなことを感じ、人生の計画を立てています。それを思うと、家計が厳しくても、上に子どもが3人いても、たとえシングルマザーでも、本当に産むという選択はできないのか、あらためてご自分の心に問いかけていただきたいのです。

どうしても育てられないなら、養子縁組や里親という制度もあります。「実の親に育てられないのは子どもがかわいそう」という考えもありますが、私としては、命を奪われることのほうが「かわいそう」な気がします。

もっとも、ぎりぎりの状況で産むことを選ぶのは尊い選択ですが、すべての困難が魔法のように解決するわけではありません。あるお母さんは中絶を迷っていたとき、おなかの赤ちゃんから「ぼくはどちらでもいい。産まなかったらお母さんは後悔して苦しむし、産んでもやっぱり苦労するもの。お母さんはどちらのつらさを選ぶの？」というメッセージを受け取りました。

私のクリニックでは、やむをえず中絶するお母さんには、赤ちゃんに「どうしても産めないの。雲の上に帰ってくれる？」とお願いしてもらいます。私も、心の中で赤ちゃんに語りかけ、赤ちゃんの思いを感じ取ります。

あるとき、「手術はいや」と赤ちゃんが言っているように感じました。お母さんは、「赤ちゃんに申しわけなくて、話しかけていません」とのことでした。

赤ちゃんが最もつらいのは、お母さんに無視されることです。勇気をもって、赤ちゃんと向き合ってください。お母さんがあらためて、いのちの重みを受けとめることが、赤ちゃんの願いです。それは、中絶の罪悪感が、将来の妊娠と子育てに影を落とすことを防ぐ意味でも、たいせつなことです。

まだこんなに！

子どもたちの記憶④

おなかに入るずっと前から ママとパパを見守ってる!!

★雲の上からママとパパを見たとき、歩いてお散歩してた。パパが会社で仕事をしているところを見た。ママはおかたづけしたり、洗濯したり、茶碗を洗ったりしてた。ぼくは雲の上でち～～さい電話を作って、それで（ママとパパと）お話ししてた。（やまとくん・５歳）

私たちのことを、生まれる前から見ていてくれたなんて、感激です。（ママ）

＊＊＊＊＊＊＊＊＊＊＊＊＊＊＊＊＊＊＊＊＊＊＊＊＊＊＊＊＊＊＊＊＊＊＊＊＊

★お父さんとお母さん、きれいだったね～。
（「えっ？　ゆうちゃん、知ってるの？」）

うん、ゆうちゃん、上から見てたんだよ。お姉ちゃんと、みいちゃん（妹）と、一緒に並んで見てたんだよ。（ゆかちゃん・３歳）

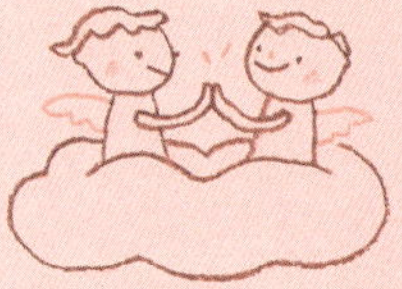

結婚式の写真を娘と一緒に見ていたら、突然言い出してビックリ！（ママ）

生まれてくる前に、空の上から ママとパパを見守ってくれていたと思うと、心があったかくなりますね。

（Dr. 池川）

子育て中の人へ

6章

出生前記憶の聞き方を具体的に教えてください

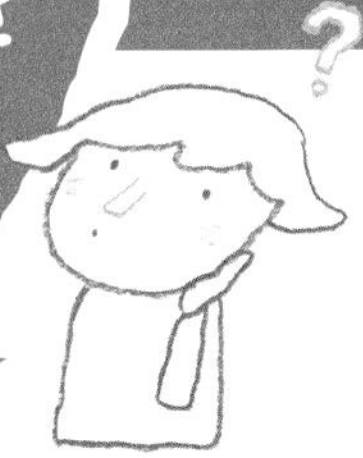

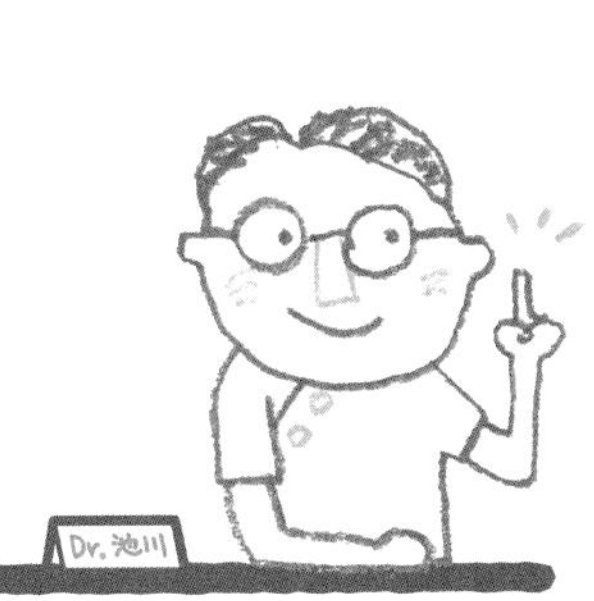

「いのちの神秘」を尊ぶ心でこう聞こう！

「うちの子にも、記憶がある」と思うとワクワクしてきませんか？　ここでは、私の経験を踏まえた出生前記憶の聞き方をお伝えします。

聞き方

① おおらかな気持ちで楽しんで

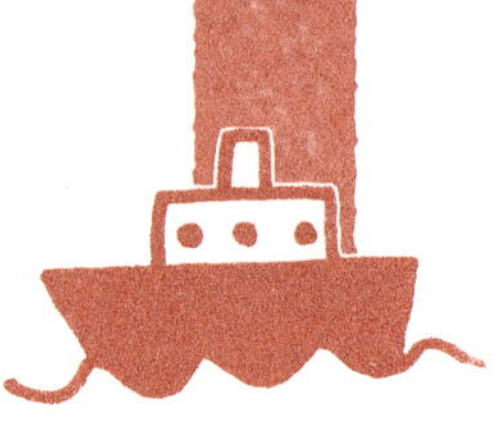

すでに述べたように、出生前《しゅっせいぜん》記憶《きおく》については、ここ数年で急激に人々に知られるようになっています。

しかし、10年ほど前までは、子どもがおなかの中の記憶を語っても、想像にすぎないと聞き流されるケースがほとんどだったでしょう。実際、私は記憶のある大人から「いままでだれにも言えませんでした」「自分がおかしいのかと思っていました」という切実なお便りをいただいています。

それを考えると、出生前記憶が理解されるようになったのは好ましいことなのですが、同時に、困った現象も起きてきました。正確な記憶を求めてしまうお母さんもいらっしゃるようなのです。

たとえば、熱心さのあまり、子どもがぽろりとこぼしたひと言に対して

「え!?　もっと詳しく話して」とか、「この前は○○と言ったけれど、本当はどっちなの？」とか、問いつめてしまうんです。

けれど、それって本当に確認しなければならないことでしょうか？　もしかしたら「雲の上」は「この世」と時空間の流れが違うかもしれませんし、そもそもたましいの世界は科学的実証が及ばないかもしれません。

お子さんから生まれる前のことについて聞きとりたいときは、お母さん自身がまず、出生前記憶の基礎知識を学んでください。

そして事実を検証するというより、子どもの心の真実に耳を傾けるというスタンスで、おおらかに楽しんでいただきたいなと思います。

なお、すでに述べたように、妊娠中にお母さんが赤ちゃんによく話しかけていると、胎内記憶、誕生記憶の保有率は高まることがわかっています（166ページ参照）。お子さんから記憶を聞きたいお母さんは特に、妊娠中の語りかけをお忘れなく！

聞き方

②2〜3歳で語り始める子が多い

子どもが生まれる前のことを語りだすのは、言葉が出始める1歳過ぎくらいから始まり、2歳から3歳のあいだにピークを迎えます（164ページ参照）。

とはいえ、まだおしゃべりができない子も出生前記憶を教えてくれることがあります。これまでの最年少は、お母さんのおなかの中にいたときの姿勢を身振りで答えてくれた、生後10カ月の赤ちゃんです。

ある女の子は1歳7カ月のとき、お母さんが「ママのおなかの中にいたんだよね」と話しかけたところ、お母さんのおなかに頭をつけ、両手をついてでんぐり返しのようなしぐさをしました。そこでお母さんが「そんな格好をしていたの？」と聞くと、うれしそうに「うーん」と答え、何度も同じポーズをしたのです。また、足をバタバタさせるので、お母さんが「おなかをけっていたね」と言うと、うれしそうに「うん」と答えたこともあるそうです。

そんなふうに、はっきりした記憶がある子どもたちも、成長してさまざまな刺激を受ける中で、過去のことは忘れていくようです。あるお母さんは、「2〜3歳頃には繰り返して話してくれたけれど、4歳を過ぎたらそんな話をしたことさえ忘れていました」と言っていました。

ちなみに、ある先生が2つの小学校で調査したときは、「出生前記憶がある」と答えた生徒は、約10パーセントでした。私が中学生827人を対象にアンケートを行ったときは、記憶があるのは2〜3パーセントで、大人約1600人を対象にした調査では約1パーセントでしたから、年齢が上がるにしたがって忘れてしまう傾向は明らかです。ですから、出生前記憶を聞きとるとしたら、子どもがなるべく小さいうちのほうがいいのです。特に、言葉でも表現できる2〜3歳の頃が、チャンスといえるでしょう。

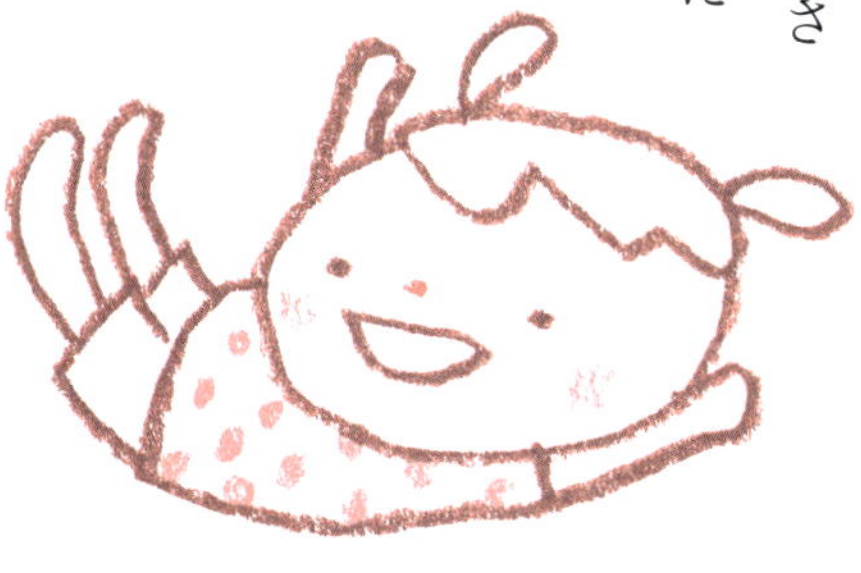

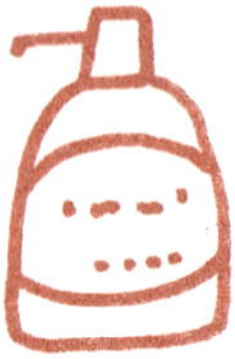

(聞き方)③リラックスできる場所でよく話す

私がおこなった大規模アンケート調査では、3人に1人の子どもに出生前記憶がありました。ちなみに、「記憶がある」という答えの中でも、自分から進んで話し始めた子は数パーセントにすぎず、ほとんどのケースは、お母さんの「おなかの中はどうだった？」という問いかけに答えるかたちで話しています（165ページ参照）。「記憶がない」という答えには「母親が子どもに質問したことがない」「子どもがまだ話せない」という状況も含まれるので、実際はもっとたくさんの子どもが覚えている可能性もあります。

子どもが自分から話し始めるのは、リラックスしているときが多いようです。お布団の中でお母さんのぬくもりを感じているときや、お風呂であたたまっているときなど、ふと思いついたように話しだすのです。

ですから、お母さんが子どもの出生前記憶を知りたいときは、リラックスできる環境で質問するのがいいでしょう。特にお風呂は、羊水《ようすい》に包まれていた子宮を思い出しやすいですし、肌と肌のふれあいがあるので、お勧めです。親子ともにくつろぎ、お子さんの頭をなでながら、「お母さん、あなたが生まれたとき、とってもうれしかったんだ。おなかの中では何をしていたの？」などと話しかけることで、記憶の扉がスムーズに開くのではないでしょうか。

また、もう一つの方法は、子どもの出生前記憶を集めた絵本を読み聞かせることです。ある幼稚園で、先生が『おぼえているよ。ママのおなかにいたときのこと』（拙著）を読んであげたところ、子どもたちは大喜びで次々と手を挙げ、「それ知っている！」「ぼくも覚えてる！」と言ったそうです。ほかの子どもの記憶がきっかけとなって、自分の記憶がよみがえることもあるのです。

聞き方

④子どもが話した瞬間に、こう対応する

子どもは、自分がおなかの中にいたときのエコー写真やビデオを眺めるのが大好きです。どのように生まれてきたのかを、知りたがります。それは、自分は望まれて生まれてきたという確信をもちたいからです。

「おなかの中でうれしかった」「楽しかった」など、幸せな記憶について語る子どもは、お母さんに受け入れられていたことを確認したいのです。そのため、お母さんが「そう、よかったわね」と認めると、それだけで満足し、その後はけろりと忘れてしまうことも多いです。しばらくしてお母さんが「あのとき、あなたはこう言っていたね」と確認しても、「そうだっけ?」とキョトンとすることもあります。自分の気持ちをわかっても

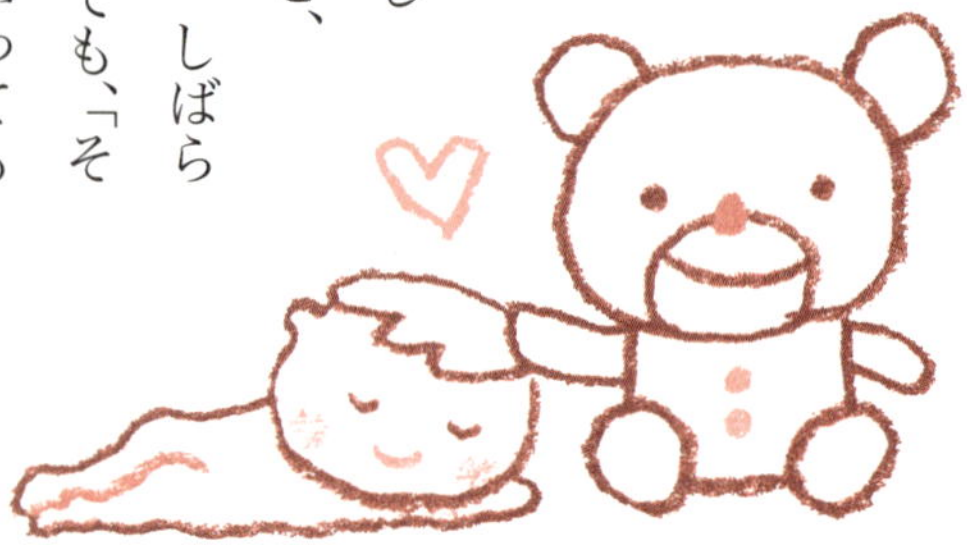

らい、気がすんでしまうと、出生前記憶はさしあたって必要ない情報になり、脳のどこかにしまい込まれてしまうのでしょう。ですから、出生前記憶の聞きとりは、子どもが話した瞬間が勝負になります。それは、子どもの思いを受けとめるだけでなく、「あなたの話をきちんと聞いているよ。あなたはかけがえのない存在だよ」という思いを示す、チャンスでもあるのです。

お子さんが突拍子もないことを話しても、「そうだったの」といったん認めて、「本当に？」と質問し続けないようにしてください。子どもは「どうして信じてくれないのかな」と悲しくなるでしょうし、追いつめられて「うそだよ」と言いだすかもしれません。ありのままの子どもの世界を受け入れ、なぜいまその子がそう語っているのかを、感じとってみましょう。

お母さんに気持ちを伝えることができたと実感した子どもは、自分を信じ、肯定できるようになります。尊重された子どもは、人をも尊重するようになるでしょう。それは子どもをグンと成長させてくれるのです。

（聞き方）⑤つらい記憶のときは、どうする？

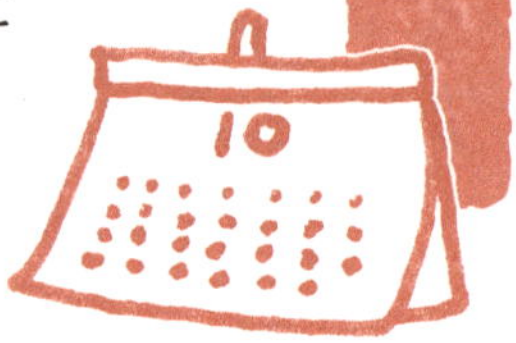

出生前記憶は、幸せなものばかりではありません。「おなかの中で寂しかった」「生まれるとき苦しかった」といった、つらい記憶について語り始めたら、特にていねいに向き合ってもらいたいと思います。「わかっているよ、つらかったね」「がんばったね」「お母さんも苦しかったよ」と共感し、それを伝えて気持ちが通じあえば、子どもは納得するでしょう。

生まれる前のことを聞こうとすると、ふいに話をそらすなど、明らかに話したくないという態度をとる子もいます。そんなときは無理に聞き出そうとせず、子どもを包み込み、心の傷ごと抱きしめるような気持ちでいてほしいと思います。

幸いなことに、つらい記憶がいつまでも傷として残るとはかぎりません。

難産だったある女の子は3歳の頃、お母さんが「生まれたときのこと、覚えている？」と尋ねると、身を縮めて耳をふさぎ、「聞かないで！」と叫びました。けれど小学生になると、自分から「生まれるときは、出てきやすいように頭を細長くゆがめようとしたけれど、なかなか出られなかった」と淡々と話し始め、特に動揺しているようすもなかったそうです。

出生前記憶の存在を知って、妊娠中語りかけなかったことを思い出し、ショックを受けたお母さんもいます。そこで意を決して、お子さんに「おなかにいるとき、つらかったでしょ。ごめんね」と謝ったところ、「なに、それ？」とポカンとされたそうです。

妊娠経過もお産も、理想どおりにはいきません。けれど、妊娠中のあれこれを反省したり、難産だった赤ちゃんのつらさを気にかけているお母さんは、それだけですでに、子どもを心から愛しているのです。その愛の思いを伝えるなら、子どもの心の傷は癒《いや》せるに違いありません。

これで「家族の呪い」が解ける!?

子育てで悩んだときは、出生前記憶を思い出してほしいと思います。子どもが親を選び、自分の意志で生まれてきたことを知ると、親はわが子を自分の所有物ではなく、人格をもった一人の人間として接するようになります。すると、子どもとの関係がぐんとよくなるのではないでしょうか。

子育てがつらくなったら、自分を責めるかわりに、生い立ちを振り返ることも意味があります。健診で「子どもを叱りすぎてしまう」と悩むお母さんに、私が「あなたもそう育てられたのでは?」と尋ねると、「そうです」と答える方がほとんどです。「あなたはおばあちゃんと同じことをしているんですよ。あなたはお子さんを愛しているけど、それでは思いが伝わりませんよ」と言うと、お母さんはハッとした表情をなさいます。

実際、おばあちゃんから事情を伺うと、おばあちゃん自身が苦労の多い子ども時代を送っていることが少なくありません。「子育てもつらかった。頼れる人が身近にいず、心細くて」と、堰《せき》を切ったように話し始めるおばあちゃんもいます。おばあちゃんには、おばあちゃんの事情があったのです。

子どもにじょうずに愛を伝えられないという問題は、世代を超えて連鎖しがちで、いわば「○○家の呪い」になっています。そんな呪縛《じゅばく》に気づいたら、ぜひ「私自身も、あの母を選んで生まれてきたんだ」と考えてみてください。「母も私を愛していた。ただ、じょうずに表現できなかっただけなんだ」と気づくと、新しい人生を始めることができます。お母さんがおばあちゃんへのわだかまりを解消すれば、お子さんとの関係にもいい影響が及ぶでしょう。

出生前記憶をキーワードにするなら、子育てを通して家族関係のもつれを解きほぐし、家族の過去も未来も変えていくことができるのです。

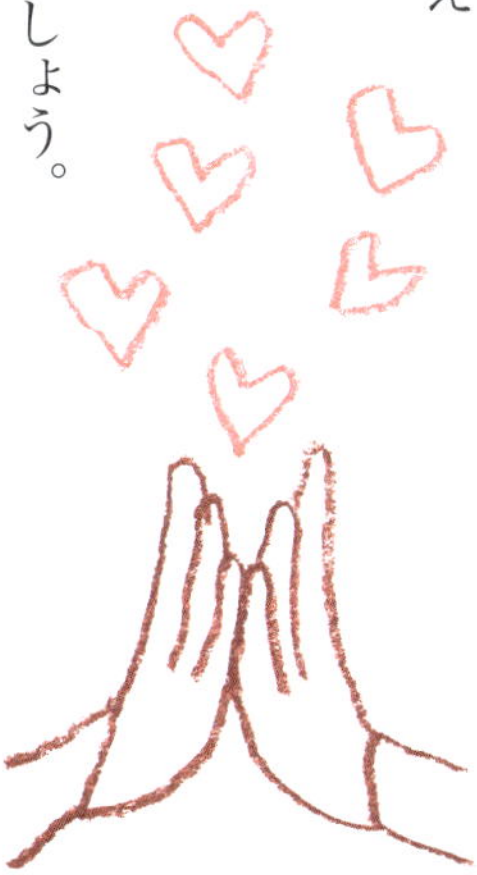

まだこんなに！

子どもたちの記憶⑤

おなかに入るずっと前から
ママと一緒

★天使さんと一緒にママに会いにきたんだよね。階段昇ったとこ。そのあと、ママと一緒に歩いたの。（とものりくん・３歳）

ある日、３歳の息子が布団でうとうとしながら言った言葉です。詳しく聞いていると、新婚旅行のときに行った建物の階段と状況が一致！　新婚旅行については、息子には話をしたことがなかったので、驚きました。「約束して生まれたんだもんね～」と２人で抱き合って喜びました。（ママ）

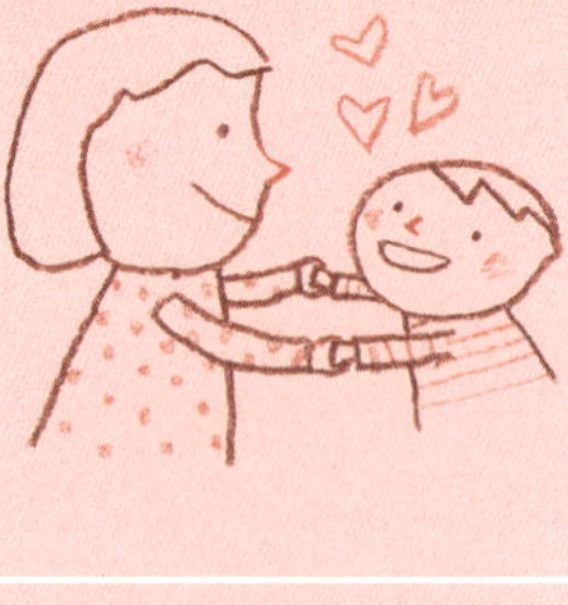

親子の絆が深まる、
神秘的な体験ですね。
（Dr. 池川）

もっと詳しく知りたい人へ

7章 出生前記憶、学問的には、どう扱われていますか？

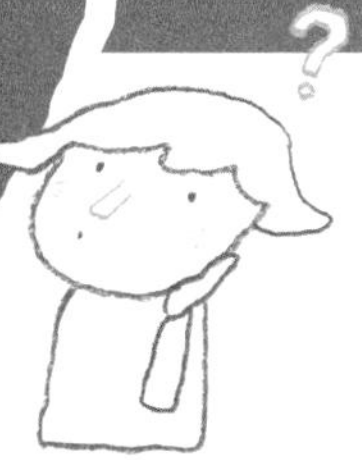

たくさんの科学的調査が。でも、最後は「信じる心」がたいせつです

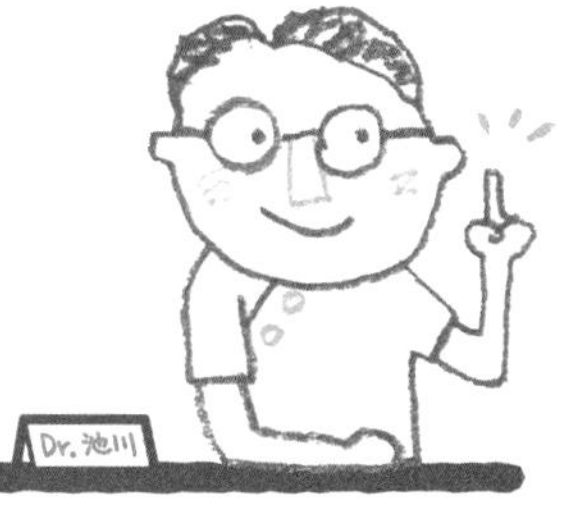

最後に、これまで見てきた出生前記憶が、学問的、歴史的に、どのように研究されてきたかを見てみましょう。神秘的な人生観を受け入れるための、一つのきっかけにしていただければ幸いです。

1 出生前記憶の研究の歴史

人々は古来、胎児にはどんな感覚があるのか、興味をもっていたようです。8世紀チベットの医学書『四部医典《しぶいてん》』や、6世紀にサンスクリット語から中国語に翻訳された『大宝積経巻《だいほうしゃくきょうかん》』には、妊娠中の経過が詳しく描写され、最新の医学的事実との一致が見られます。

胎児の心理に初めて真正面から取り組んだのは、レオナルド・ダ・ヴィンチで、「母親が望んだことは、その望みをいだいたときに身ごもっている胎児にしばしば影響を与える」という主旨のことを記しています。

近代に入ると、出生前記憶《しゅっせいぜんきおく》は、バーストラウマ（出生時の心の傷）の解消という心理療法的側面から注目されるようになりました。お産前後の深層心理に言及したのはオーストリアの心理学者オットー・ランクで、バーストラウマという概念は彼が提唱しています。ランクは、同じくオーストリアの精神分析学者ジークムント・フロイトが父子の関係を重視したのに対し、母子の関係に着目したのです。

いっぽう、スイスの精神科医カール・グスタフ・ユングの研究をきっかけに潜在意識の解明が進むと、心理療法の一つとして退行催眠療法が誕生しました。これはクライアント（来談者）を催眠状態に導き、顕在意識では忘れている記憶を思い出して現在の生きにくさの解消をはかるという治療法です。退行催眠では、子ども時代だけでなく胎内、中間生、前世の記憶を思い出すクライアントが続出しました。そこで、アメリカの精神科医デーヴィッド・チェンバレン博士をはじめ、多くの心理学者が出生前記憶に注目するようになったのです。

さらに、1960年代中頃からは、医療技術の飛躍的な進歩によって、胎児が「聞き」「理解し」「感じる」存在であるということが実証されました。

胎児は、それまで考えられていたよりはるかに優れた能力をもっていることがわかったのです。

こういった最新の研究成果を受けて、アメリカの精神科医トマス・バーニー博士は出生前・周産期心理学（胎児の心理および新生児・乳児の心理を研究する学問）を創設しました。さらに、バーニー博士はチェンバレン博士とともにアメリカで学会を立ち上げ、1983年にカナダのトロントで最初の会議を開いています。なお、出生前記憶をテーマとする学会はイタリアにもあります。

日本には、残念ながら現在、胎児の心理を研究する学会はなく、学術調査もあまり進んでいません。ただし、1993年、日本医科大学付属病院女性診療科・産科の越野立夫教授、中井章人助教授（当時）は興味深い調査を行っています。

それは、15人の妊婦さんに12種類の音楽テープのうち3種類を選んでもらい、一つを妊娠30〜35週に、ほかを36週以降に、一日3回以上反復して聴いてもらうというもので、出生後1カ月、2カ月、6カ月、1年、2年に12曲をランダムに録音したテープを一度だけ母子に聞かせ、子どもの反応を母親の主観により判定しました。

すると、胎内で聞かなかった曲に対しては、生後日数がたつほど子どもが興味を示さなくなっていくのに対し、胎内で聞いていた曲に関しては、子どもの興味が減じることはなかったのです。

越野教授、中井助教授は、この研究から、判定は母親の主観によるものであり、科学的な評価には困難を伴うものの、子どもが胎児期の母親からの働きかけを覚えていると感じられることは、母親の育児不安を軽くするだろう、と結論づけています。

なお、日本での胎内記憶そのものに関する調査としては、幼児開発協会によるケースレポートがあるほか、１９９１年に公文研究所が実施したアンケートで、110人中32人に胎内記憶があったと報告されています。また、1992年に放送されたテレビ番組「ワンダーゾーン」では、板橋区立保育園での取材で8人中4人に胎内記憶があったとされています。

もっとも、大規模な調査は私が2002〜03年に長野県で行った調査が唯一であり、その結果は巻末で簡単にご紹介しています。

2 胎教の研究の歴史

続いて、多くのお母さんが興味をもっている胎教の研究についても、その歴史を見ていきましょう。

胎教は中国の皇帝学として始まり、周王朝を築いた文王《ぶんおう》の母の行いを模範

郵便はがき

料金受取人払郵便

赤坂局承認

7320

差出有効期間
2025年10月
31日まで
(切手不要)

1078790

112

東京都港区赤坂2丁目10−8
幸福の科学出版(株)
読者アンケート係 行

ご購読ありがとうございました。お手数ですが、今回ご購読いただいた書籍名をご記入ください。

書籍名

フリガナ お名前	男・女	歳
ご住所 〒 都道府県		
お電話 (　　) −		
e-mail アドレス		
新刊案内等をお送りしてもよろしいですか? [はい(DM・メール)・いいえ]		
ご職業 ①会社員 ②経営者・役員 ③自営業 ④公務員 ⑤教員・研究者 ⑥主婦 ⑦学生 ⑧パート・アルバイト ⑨定年退職 ⑩他(　　)		

プレゼント&読者アンケート

皆様のご感想をお待ちしております。本ハガキ、もしくは、右記の二次元コードよりお答えいただいた方に、抽選で幸福の科学出版の書籍・雑誌をプレゼント致します。

(発表は発送をもってかえさせていただきます。)

1 本書をどのようにお知りになりましたか?

2 本書をお読みになったご感想を、ご自由にお書きください。

3 今後読みたいテーマなどがありましたら、お書きください。

ご感想を匿名にて広告等に掲載させていただくことがございます。

ご記入いただきました個人情報については、同意なく他の目的で使用することはございません。


ご協力ありがとうございました!

にしているという説が有力です。中国の宮廷では、賢者たちが将来の皇帝になりうる胎児の教育係となり、胎児を人の話を理解できる一人前の存在と見なして接したようです。

胎教に関する最も古い記載は、紀元前12世紀頃に書かれたとされている『青史氏之記』にあり、紀元前3世紀に一般に広がりました。日本には9世紀頃、妊娠中の過ごし方に対する道徳的ないましめとして伝わっています。

本来の胎教には、妊婦さんが心安らかに過ごすことによってお産のトラブルを減らす「安産の方法」という要素がありました。いっぽう、胎児の能力が明らかになるにつれ、胎教は出生前教育としても注目を浴びています。

その一例として、トマス・バーニー博士は、著書『胎児は知っている母親のこころ』の中で、カリフォルニア州の産科医レネ・ヴァン・デ・カーが開設した「出生前大学」を紹介しています。

出生前大学では、妊娠5カ月頃から授業を行い、親は赤ちゃんのキックに対しておなかを押し返してコミュニケーションをとるように指導されます。すると、母親がおなかを2回押せば胎児も2回けり返し、3回押せば3回けり返すようになるのです。

さらに妊娠7カ月からは、5分間の言葉の授業を一日2回行います。たとえば、母親は「たたく」「こする」「揺さぶる」などの言葉を発しながら、その動作で胎児に働きかけます。出産まぎわには、「暑い」「ぬれた」「見る」といった、出生後すぐに役立つ言葉も教えます。

追跡調査によると、出生前大学の卒業生は、そうではない子どもよりもおしゃべりを始めるのが早いばかりか、学校に上がると、いち早く社会性を身につけ、成績も優秀だったそうです。

とはいえバーニー博士は、こういった胎教に興味はそそられるものの、親が胎児に「愛している」という事実以上の何かを「教え込む」ことには賛成できないと述べており、私も同感です。3章で述べたように、胎教は知育に偏るのではなく、母子の絆《きずな》づくりに重点をおいたものであるべきでしょう。

大漢和辞典が「胎教」を「胎児の教育。母親は胎児によい影響を与えるため、姿勢をよくし、きちんとした食生活を送り、支障のあるものは見ないようにし、よい音楽を聞き、適切なカウンセリングを受けるようにする」と定義しているように、胎教の基本は、母親が健康的な暮らしを心がけることです。

実際、妊娠中の母親の気分や感情は、栄養素や化学物質と同じように、胎児の脳の発達に大きな影響を与えることがわかっています。

ストレスは一時的なものなら心配ありませんが、慢性的になると問題です。母親の胎内でコルチゾールやノルアドレナリンといったストレスホルモンが増加すると、それは胎盤を通して胎児に流れ込み、胎児の脳のニューロンやシナプシスを破壊します。そして、脳の構造と機能そのものを変え、子どもの将来のストレス処理能力を低下させてしまうのです。

その意味では、「完璧な胎教」によって子どもを優秀に育てなければと思うことによって生まれるストレスは、かえって有害かもしれません。

いっぽう、母親が幸せを感じていると、その情報はやはりホルモンを通して胎児に伝わり、胎児の成長を促すとともに、生まれたあとの子どもの情緒も安定します。

現在、多くの妊婦さんが胎教に興味をもっており、「胎児に語りかける」「音楽を聞く」「歌を歌う」「絵本を読む」などを、意識して実践しているようです。ただ、胎児には自然体で接することを心がけている妊婦さんもいて、胎教の方法はさまざまです。

ポイントは母親が穏やかな気持ちで過ごすことですから、高額な金額を費やして胎教スクールに通わなくても、いい胎教は可能です。「○○をしなければ」とあせる必要はありません。3章で述べたように、おなかに手を当てて、「宿ってくれてありがとう」「会いたいわ」と語るだけで、立派な胎教といえるでしょう。

3　問い直されるお産の安全性

出生前記憶の研究をしていると、死生観が深まります。死生観が深まると、お産の安全性をとらえる視点も、変わってきます。そのことについてもふれておきましょう。

「死産は産科医のせいではない」――自然分娩の実践で有名な愛知県の産科医、吉村正先生がそうおっしゃったのを聞いたとき、私ははじめ反発を覚えました。「産科医の職務はいのちを守ることだ」と思ったのです。

けれどやがて、私はその言葉の重みを実感するようになりました。吉村先生は、安産を迎えるために最善を尽くします。お母さんたちも生活指導を受けながら、心と体をととのえてお産にのぞみます。それでも死産になってしまう場合もあることを認めたうえで、自然な経過を尊重するお産を選ぶほうが、大きな目で見るとかえって安全なのだということを、吉村先生は伝えようとしたのでした。

産科医療の発達のおかげで、日本の新生児死亡率は激減しました。そのため、妊娠すれば無事に赤ちゃんが誕生するものと思い込んでいるお母さんもいます。

とはいえ、いまでも現実にお産100件につき3件の割合で死産になりますし、その中には赤ちゃんに病気もなく、直前まで妊娠経過もきわめて順調で、なぜ死産になったか原因不明というケースもあるのです。

私は5章で述べたように、亡くなった赤ちゃんのメッセージを聞くうち、お母さんのおなかに宿ることだけを望み、その目的を達成したらすぐにあの世に帰るという選択をしている赤ちゃんもいるのかもしれないと思うようになりました。

人間の本質はたましいであり、それぞれミッションをもってこの世にやってきます。ほとんどの赤ちゃんは、生きて使命をまっとうしたいと思い、元気に産んでもらうことを願っています。

けれど、ごくまれに、自分のいのちを賭けて、なんらかのメッセージを伝えたいという赤ちゃんもいるようなのです。

だとしたら、ただ嘆き続けるだけでなく、そのメッセージを受けとめることが、お母さんや医療者の役目ではないでしょうか。

もちろん、いのちを守るために医療者が真摯《しんし》に努力すべきなのは当然です。けれど、「異常が起きないように」という点にだけ注目していると、失うものも大きいのです。残念ながら、現代のお産の問題の根底には、「元気に生まれてあたりまえ」というお母さん側の思い込みと、「死産をなくさなければ」という医療者側の不安があります。そのため、予防的な医療介入の多い、管理分娩が増えてしまったのです。

死を恐れることによって、生の本質を見失ってはなりません。究極的には、死を免れる人はいないのです。死を敗北と考えるなら、生をうけることじたい、敗者として運命づけられていることになります。

私はしだいに、医療者の役割を「生まれたがっているいのちを、生まれたいように生まれさせること」と考えるようになりました。「万一のことがあってはならない」という不安を、手放すことにしたのです。

そして同時に、妊娠中からお母さんの心の安定と母子の絆づくりをたいせつに考え、赤ちゃんがどんなお産を望んでいるか、その気持ちを感じとるようにしました。

すると、予防的な医療介入が減って、自然の流れにゆだねるお産ができるようになったのです。

その結果、どうなったでしょうか。お産の異常を恐れて吸引分娩を多くしていた頃と比べて、産後の出血は激減しました。それまでは年に何回かお母さんを救急車で大病院に搬送していましたが、いまではそういうトラブルはほとんどなくなりました。

近年、自然分娩のよさが知られるにつれて、助産院や自宅出産を望むお母さんも増えてきました。

お産のときの医療介入は、赤ちゃんにトラウマを残し、後年の慢性疾患や情緒不安定の引き金になる場合があります。その意味でも、医療介入のない自然分娩は、長期的に見ても心と体に安全なお産です。

とはいえ、お産はいのちの営みであり、絶対に落ちないジェットコースターではありません。自然分娩を望むお母さんはファッション感覚ではなく、覚悟と死生観をもって選択してほしいと思います。

4 科学を超える「霊的な人生観」で幸せに

本章では、出生前記憶の研究の歴史や、そこから見えてくる新しいお産観などを見てきました。そこに積み上げられた事実を素直な目で見ていくと、人間の生死は、科学を超えた神の領域だと感じざるをえません。そうした世界を、私たちはどう捉えればいいのでしょうか。本書の締めくくりとして、このことを考えてみましょう。

あるお母さんは初めての赤ちゃんを死産したあと、元気な女の子に恵まれました。その子は4歳のとき「天国でね、見ていたよ。おばあちゃんが毎日『子どもをください』って拝んでいたの。そうしたら、大きな神さまが『おまえ、行ってこい』って言ったの。だから、お母さんのおなかに入ったよ。風と一緒に。お母さん、風吹いたでしょ。そのときよ」と言いました。実際、死産のあと、おばあちゃんは毎日神さま仏さまに手を合わせて、「一人でいいから、あの子に元気な子どもを授けてください」と祈っていたそうです。

また、臨死体験の研究者は、臨死の瞬間、たましいが肉体から抜け出して上昇し、天井から肉体を眺めたというケースや、たましいが部屋から抜け出してまったく知らない場所に行き、そこで見てきた情景が客観的事実と完全に一致していたというケースを、報告しています。

こういった事例は、たましいが出生前から存在し、肉体を超えて存続していることを示唆します。

本書で述べてきたように、私は出生前記憶を調査するうち、「子ども（私たち）は親を選んで生まれてくる」「子ども（私たち）には人生の目的がある」と思うようになりました。そして、たましいは転生輪廻《てんしょうりんね》を繰り返しながら磨かれていると考えるほうが自然だ、と感じるようになったのです。

転生輪廻という思想は、一般には「非科学的」と考えられています。けれどそもそも、科学はたかが150年ほど前に成立したにすぎず、万能ではありません。

確かに、科学は機械文明をもたらし、技術はさまざまな分野で飛躍的な発展をとげました。中世の魔女狩りに見られる迷信を一掃し、自由な社会をつくるのに貢献しました。ですから、人類が科学に夢中になったのももっともです。

しかし、科学は客観的なエビデンス（実験によって検証可能な事象）を絶対とするため、計測や数値化ができないテーマを切り捨ててしまいました。そして現代人は、たましいと向き合うことを忘れてしまったのです。

とはいえ、科学がその根拠としているエビデンスでさえ、じつは絶対的ではありません。というのも、科学的研究は研究者が立てた仮説の証明のために行われるのが通例で、仮説と違う結論を導くデータは論文にならないことが多く、その場合、発表される論文そのものに偏りが出るからです。

特に、人間という多様で複雑な存在を対象とするときは、ある一定の条件においては正しいと論じることはできても、あらゆる状況で正しいと断言するのは、おこがましいと思います。

私たちは迷信に支配された中世を暗黒時代と呼びます。けれど後世の人は、科学が万能とされる現代も、たましいを忘れてしまったという点で、やはり暗黒時代と呼ぶのではないでしょうか。

現代人は、たましいの存在を思い出し、宗教的なロジックを取り戻すことが必要です。科学的なロジックは対象を分析し、エビデンスを探り当てようとしますが、宗教的なロジックはすべての事象に意味があるという前提で、真実とは何かを突きつめていこうとします。そのプロセスで客観的な証拠は出せませんが、心で感じられる何かは確実にあるのです。

どんな人も、心のどこかで、「生きる意味」を知りたいと願っています。出生前記憶の存在が、これほど急速に多くの人に受け入れられるようになったのは、科学だけでは埋められない心の空虚さを満たし、生きる指針になりうる何かが、そこにあるからでしょう。

その意味で、出生前記憶は、私たちの心の真実を告げているように思います。出生前記憶が告げるたましいの存在を信じ、いのちの広がりを信じるほうが、人生はぐんと豊かで幸せになるに違いありません。

エピローグ

お産で、子育ても人生も もっと幸せに！

受精の仕組みを研究している人は、それがいかに奇跡的な出来事であるかを知っています。不妊治療に通っていたある患者さんは、卵を子宮に戻されたとき「きょうは診察室の天井が消えて、青空が広がりました」と言いました。そしてその治療で長年の夢がかない、妊娠が成立したそうです。

そんな話を聞くと、つくづく、いのちの不思議を感じます。

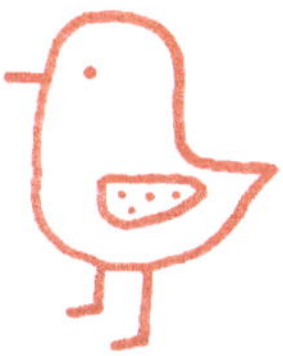

いのちはどこからきたのでしょうか。理屈で説明することは難しくても、「生まれることを自分で選んできた」――そう語る子どもたちは、私たちにとてもたいせつなことを教えてくれます。

赤ちゃんは、お母さんを無償で愛し、天国からはるばるこの世にやってきました。そんな赤ちゃんの愛にふれると、私たちもまた、自分が生まれてきたとき、やはりお母さんを無償に愛していたことを思い出すのではないでしょうか。ほとんどの人が大人になるプロセスで忘れてしまうその愛を、赤ちゃんが思い出させてくれるのです。

すでに大人になった私たちも赤ちゃんも、みんな、なんらかの目的があって生まれてきた尊いたましいです。そう信じられるようになると、生きる希望がわいてきます。

この世に生まれると決め、親を選んできたのは、ほかならぬ自分だと気づくと、人生に責任をもてるようになるのです。

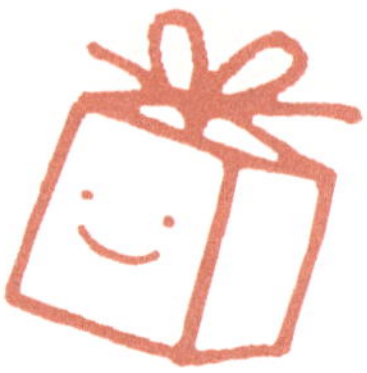

思いどおりにならないことに出会っても、「自分がこの人生を選んできたのだから、試練にも意味があるはず」と理解するなら、前向きに乗り越えることができるでしょう。

特に、妊娠からお産を経て続く子育ての日々は、生きることの本質を見つめ直すチャンスにあふれています。おなかに赤ちゃんのいるお母さんは、本能的に感性が鋭くなっていて、意識の成長をとげやすいのです。

赤ちゃんがあなたのもとにやってきたら、出生《しゅっせい》前《ぜん》記《き》憶《おく》からわかる神秘的な人生観を、どうぞ受け入れてみてください。すると気持ちが安らぐでしょうし、おなかの赤ちゃんも幸せを感じることができます。お産を前向きにとらえることができるなら、お産は家族みんなに、幸せの「魔法」をかけてくれるかもしれません。

というのも、お産は、過去から続いてきたいのちを次の世代につないでいく営みだからです。お産には、前の代から続いてきたつらい過去を癒《いや》し、幸せだった日々をいっそう輝かせて、家族全員を含めた未来の家庭を、いい方向に変えていく力がそなわっているのです。

子育ては、思いもかけないことの連続です。マニュアルは通用しませんし、目の前の子どもから逃げ出すことはできません。子育ての喜び、楽しみは、はかりしれないほど大きいのですが、同じく困ってしまうこともたくさんあります。そして、そんな試練の中で、私たちは責任をもって生きることを学んでいくのです。

そう考えると、赤ちゃんはじつに大きなプレゼントをもって、この世に生まれてくるのだという気がしてなりません。

そして、みなさんにお願いがあります。今度、町の中でおなかの大きいお母さんに出会ったら、心の中でいいですから、赤ちゃんに「この世にようこそ！　来てくれて、ありがとう」と、優しい思いを向けてほしいのです。赤ちゃんはきっと、その思いを感じとってくれるはずです。そういう人がたくさんいる町では、幸せな人生のスタートを切る赤ちゃんが増えるでしょう。そして、そんな赤ちゃんは、満たされた心で人のために働ける大人に育つでしょう。

一人ひとりにできることは、わずかかもしれません。けれど、幸せな子育てが増え、幸せな家庭が増え、幸せな大人が増えていったら、きっと社会全体が変わっていくに違いありません。

２００8年7月

池川　明

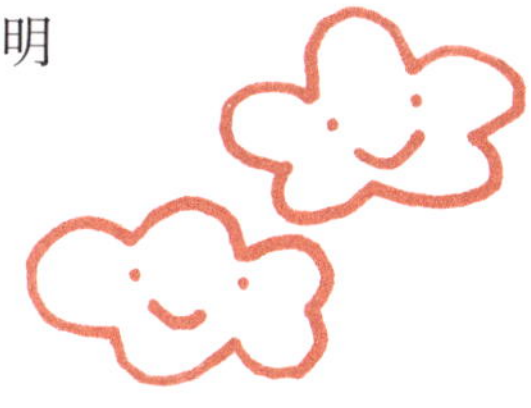

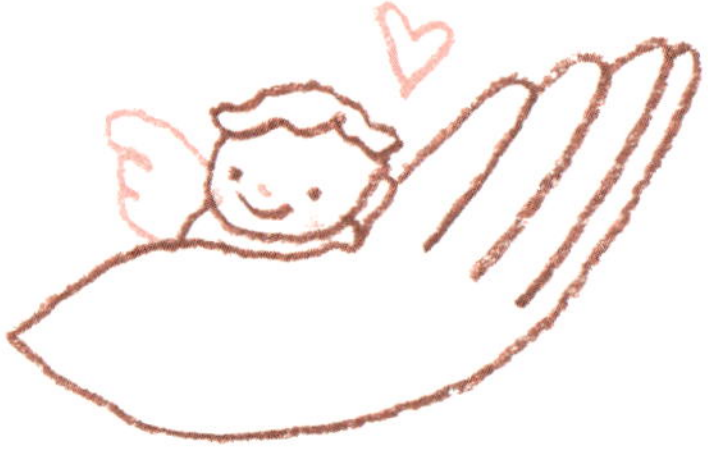

付録

Dr. 池川「出生前記憶」調査結果のポイント

「胎内記憶・誕生記憶に関するアンケート調査研究」——2002 ～ 03 年にかけて長野県下で 3601 組の親子を対象に行ったアンケート調査で、回答を得た 1620 組の内容を分析したもの。

※グラフ内の数字は、小数点以下を四捨五入しています。

Q. 胎内記憶・誕生記憶を はじめて話したのは何歳のとき？

自分の子どもに胎内記憶・誕生記憶が「ある」と答えた428人に、子どもが記憶についてはじめて表現するか話すかした年齢を聞きました。

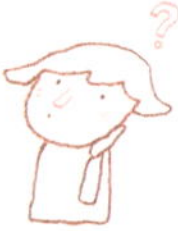

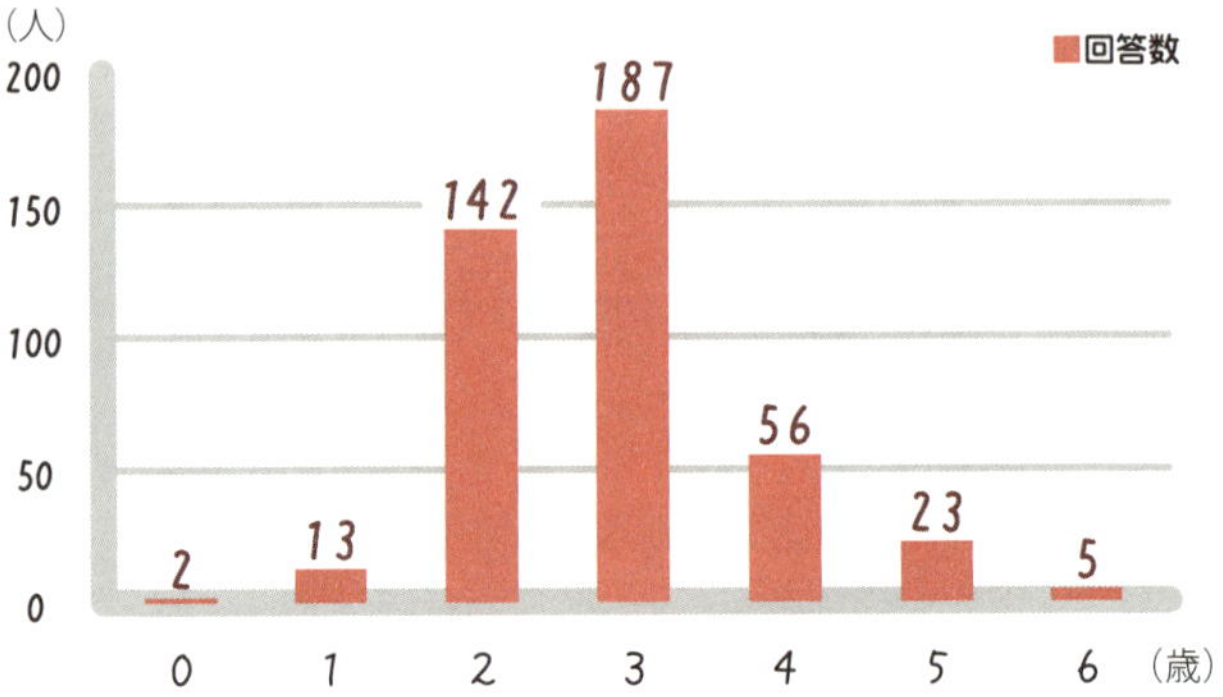

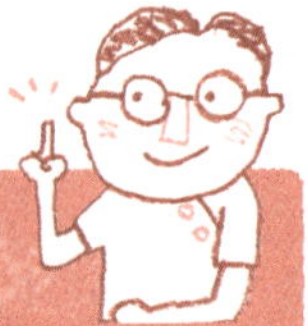

A 2〜3歳が多い。

Q. 胎内記憶・誕生記憶を話し始めたきっかけは？

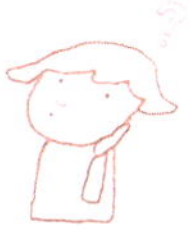

胎内記憶

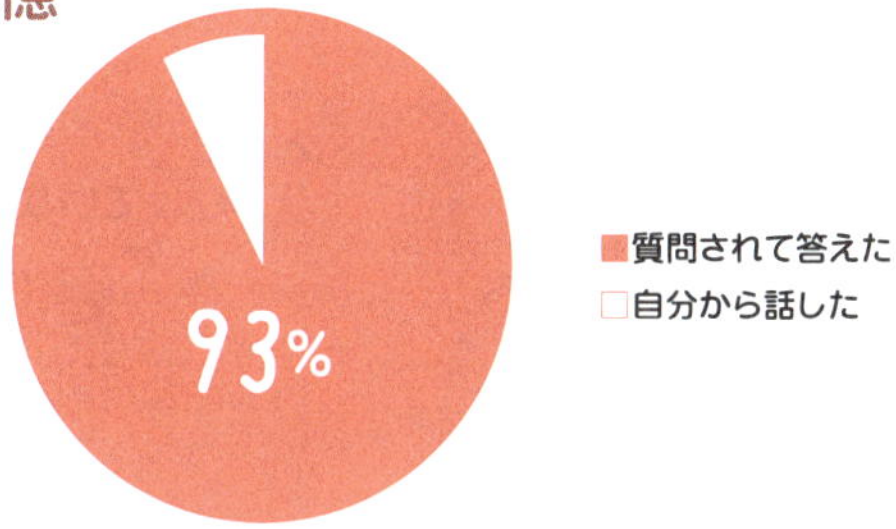

誕生記憶

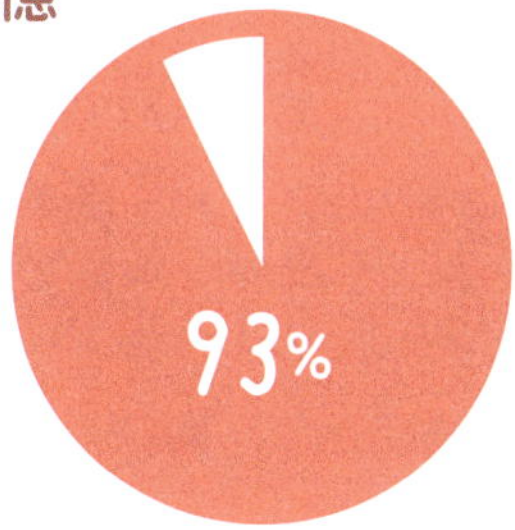

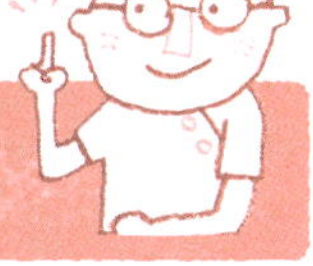

A 「質問された」が圧倒的。

Q. 母親が胎児に話しかけると胎内記憶・誕生記憶の保有率は上がるの？

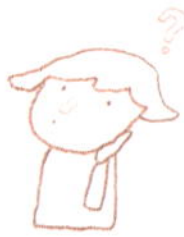

胎内記憶・誕生記憶ともに、胎児への話しかけがあるかないかで統計的な有意差が認められました。

胎内記憶

話しかけていた　　とくに話しかけていない

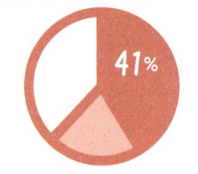

41%
34%
記憶がある
答えたがらない
記憶がない

誕生記憶

話しかけていた　　とくに話しかけていない

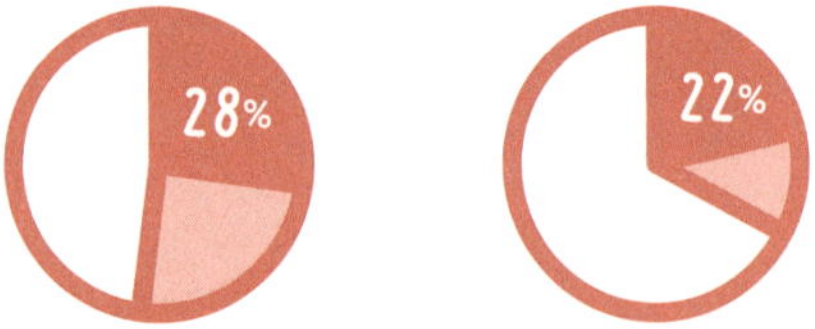

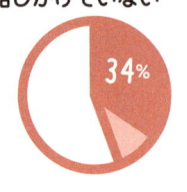

28%
22%

A 胎児に話しかけた方が、記憶の保有率が高い。

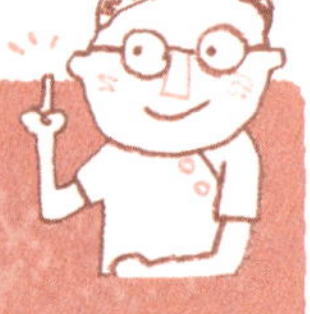

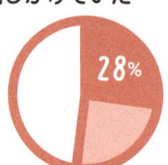

Q. 母親の気持ちは、赤ちゃんの記憶にどう影響するの？

誕生記憶がポジティブなものかネガティブであるかについては、「母親がお産を安産と感じているか／難産と感じているか」で、統計的な有意差が認められました。

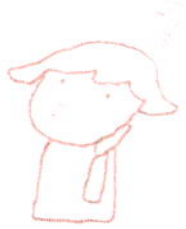

誕生記憶

母親自身が安産だと思っている

母親自身が難産だと思っている

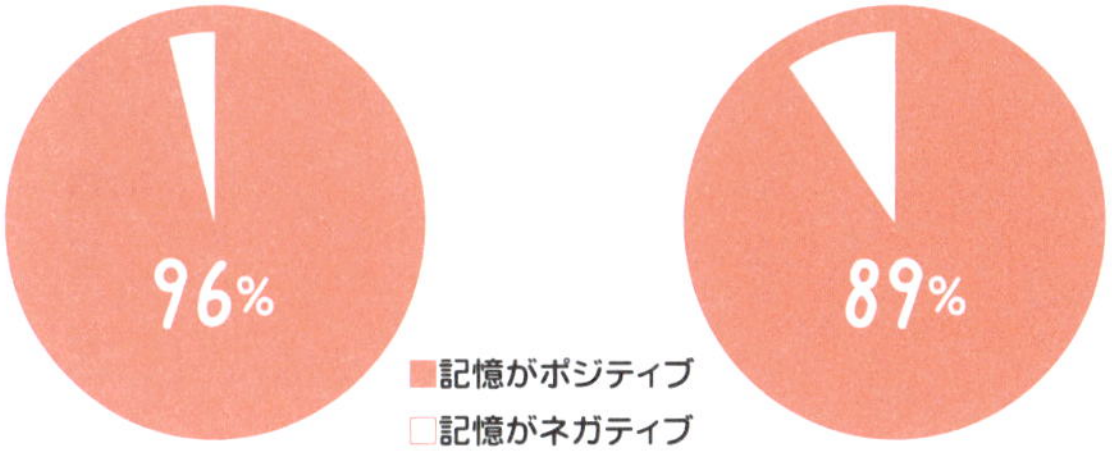

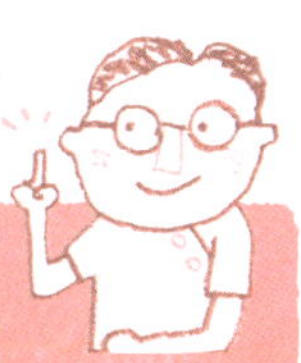

A 「安産だ」と思えた方が、赤ちゃんの誕生記憶にポジティブなものが多い！

主な参考文献・資料

●『誕生を記憶する子どもたち』（デーヴィッド・チェンバレン 著／片山陽子 訳）
●『胎児は知っている母親のこころ』（トマス・バーニー、パメラ・ウェイントラウブ 共著／日高陵好 監訳／千代美樹 訳）
●『胎児は見ている』（トマス・バーニー 著／小林 登 訳）
●『前世を記憶する子どもたち』（イアン・スティーヴンソン 著／笠原敏雄 訳）
●『臨死体験　上・下』（立花隆 著）
●『子宮の記憶はよみがえる』（ロイ・リッジウェイ 著／濱野恵一、治部眞里 訳）
●『誕生の記憶』（春秋社編集部編）
●『おなかの赤ちゃんとのおしゃべりBOOK』（森本義晴 著）
●『お母さんをえらぶ赤ちゃん』（ジョナサン・ケイナー 編／竹内克明 訳）
●『胎児は語る』（M・ゲイブリエル 著／ヒューイ陽子 訳）
●『赤ちゃんは世界をどう見ているのか』（山口真美 著）
●『胎児と母親はホントに会話する？』（W・ブレインホルスト 著／嶋村 力 訳）
●『胎児に音楽は聴こえるか』（大島 清 著）
●『胎児の世界』（三木成夫 著）
●『赤ちゃんは胎内で何を訴えている？ 胎児からのメッセージ』（高橋悦二郎 著）
●『胎児たちの密議』（真名井拓美 著）

●『胎児の記憶』（真名井拓美 著）

●平成6年度厚生省心身障害研究「妊産婦をとりまく諸要因と母子の健康に関する研究」
『妊娠管理における胎教』（日本医科大学　越野立夫、中井章人）

●周産期医学 Vol.32 増刊号 2002
第1部…出産編　楽しくお産 楽しく子育て　周産期医学から出産・育児を考える
『胎教』（日本医科大学　越野立夫、中井章人）

●昭和63年度・平成元年度　科学研究費補助金（一般研究 C）研究成果報告書
『胎児の記憶と学習の可能性に関する研究』（滋賀大学教育学部 兒玉典子）

●平成4年度・平成5年度　科学研究費補助金（一般研究 C）研究成果報告書
『新生児の胎内記憶に基づく学習可能性と母子関係形成メカニズムの研究』（滋賀大学教育学部 助教授　兒玉典子）

●平成12年度・平成14年度　科学研究費補助金（基盤研究（C）（2））研究成果報告書
『胎児期の記憶および出生直後の学習が親への初期愛着形成にいかに関わるか』（滋賀大学教育学部 教授　兒玉典子）

●中山科学振興財団活動報告書Vol.2004
『ヒト胎児における学習と記憶に関する研究』（九州大学大学院 医学研究院 生殖病態生理学 諸隈誠一）

●人体科学15-(2),2006
『臨死体験における時空の相対性』（広島大学 斎藤忠資）

●『臨死体験における仏教と医学の接点についての一考察（Ｉ）』（ＮＴＴ和歌山健康管理所　清水英二）
通信医学47巻9号、１９９５
●『臨死体験における仏教と医学の接点についての一考察（ＩＩ）』（ＮＴＴ和歌山健康管理所　清水英二）
通信医学47巻11号、１９９５
●『臨死体験における仏教と医学の接点についての一考察（ＩＩＩ）』（ＮＴＴ和歌山健康管理所　清水英二）
通信医学47巻12号、１９９５
●『胎内の記憶』（大島　清）
現代思想 Vol.19, No.10 1991

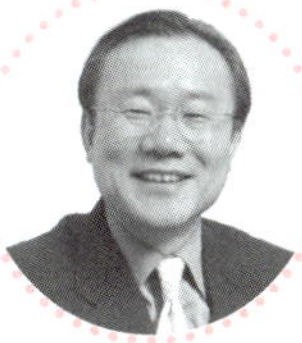

池川 明 Akira Ikegawa

1954年東京都生まれ。池川クリニック院長。神奈川県医師会理事。帝京大学医学部大学院修了。医学博士。アメリカの出生前・周産期心理学協会(APPPAH) 会員。上尾中央総合病院産婦人科部長を経て、1989年に池川クリニックを開設。産婦人科医として出生前記憶について研究をすすめる第一人者であり、メディア等に取り上げられることが多く、講演等にも活躍中。母と子の立場に立ったお産と医療をめざしている。著書に『ママのおなかをえらんできたよ。』『おなかの中から始める子育て』他多数がある。

◆池川クリニックURL　http://www1.seaple.icc.ne.jp/aikegawa/

絵・ミウラナオコ

1962年茨城県生まれ。イラストレーター。文化服装学院卒。
広告「アーク引越センター」「三越」「高島屋」「キヤノン」、絵本挿絵『ぼくは小さくて白い』
壁画「安城更生病院 産婦人科」、道徳・国語の教科書の他、
有名媒体・広告等を多数手がける。

◆オフィシャルサイトURL　http://naokomiura.com/

覚えてるよ！　生まれる前のこと

出生前記憶からわかる、幸せ妊娠＆胎教 BOOK

2008年7月31日　初版第1刷
2014年2月　7日　　　第5刷

著　者　池川 明
発行者　本地川 瑞祥
発行所　幸福の科学出版株式会社
〒107-0052　東京都港区赤坂2丁目10番14号
TEL（03）5573-7700（代）
http://www.irhpress.co.jp/

印刷・製本　株式会社 堀内印刷所

ISBN978-4-87688-606-7　C0077

子《こ》どもにとって大切《たいせつ》なこと

強《つよ》くたくましく生《い》きるために

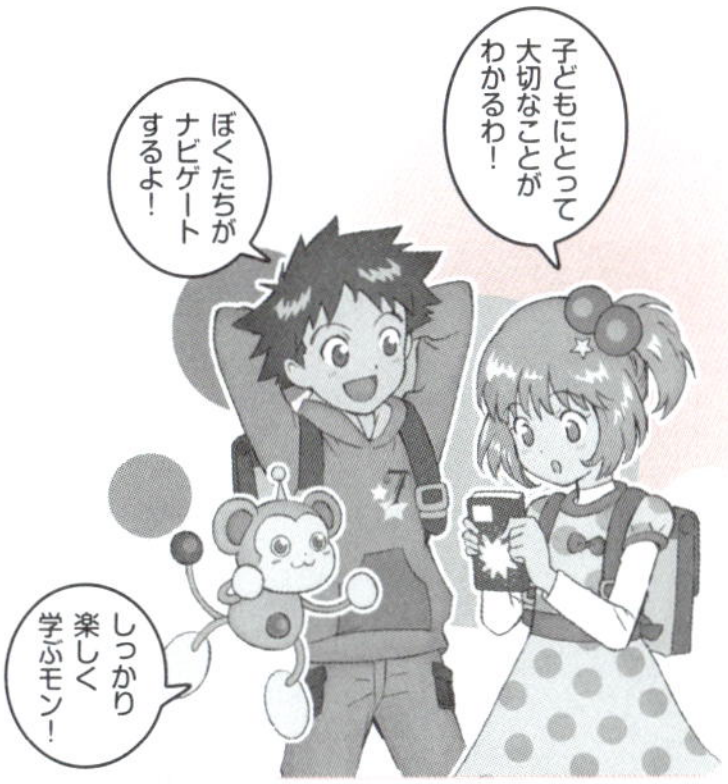

子どもにとって大切なことがわかるわ！
ぼくたちがナビゲートするよ！
しっかり楽しく学ぶモン！

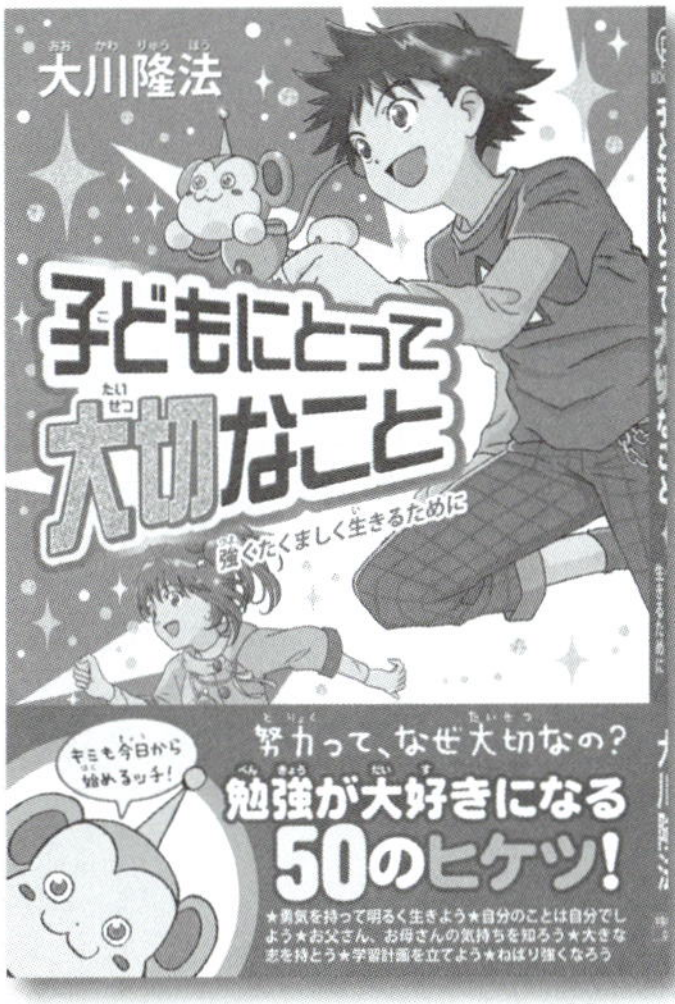

1,400円

第《だい》1章《しょう》　子《こ》どもにとって大切《たいせつ》なこと
第《だい》2章《しょう》　子《こ》どもにとっての心《こころ》の修行《しゅぎょう》
第《だい》3章《しょう》　勉強《べんきょう》の王道《おうどう》

★「強《つよ》く」「やさしく」「賢《かしこ》く」育《そだ》つ、**子《こ》どものための成功論《せいこうろん》**。
★**しつけや勉強《べんきょう》の習慣化《しゅうかんか》**に役立《やくだ》つヒントが満載《まんさい》！
★全《ぜん》ページ**オール・カラー！**　親子《おやこ》で楽《たの》しく学《まな》べます。

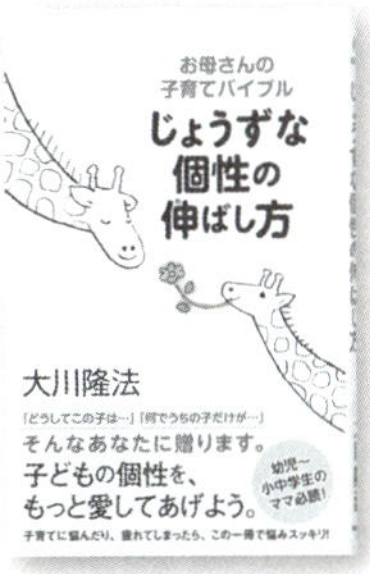

お母さんの子育てバイブル

じょうずな個性の伸《の》ばし方

大川隆法
ベストセラーズ

幼児から小中学生のママ必読！「どうしてこの子は」「何でうちの子だけが」と、子育てに悩み、疲れてしまっても、この一冊で心スッキリ。

1,400円

教育の法

信仰と実学の間で

深刻ないじめの問題の実態と解決法や、尊敬される教師の条件、親が信頼できる学校のあり方など、教育を再生させる方法が示される。

第１章　教育再生
第２章　いじめ問題解決のために
第３章　宗教的教育の目指すもの
第４章　教育の理想について
第５章　信仰と教育について

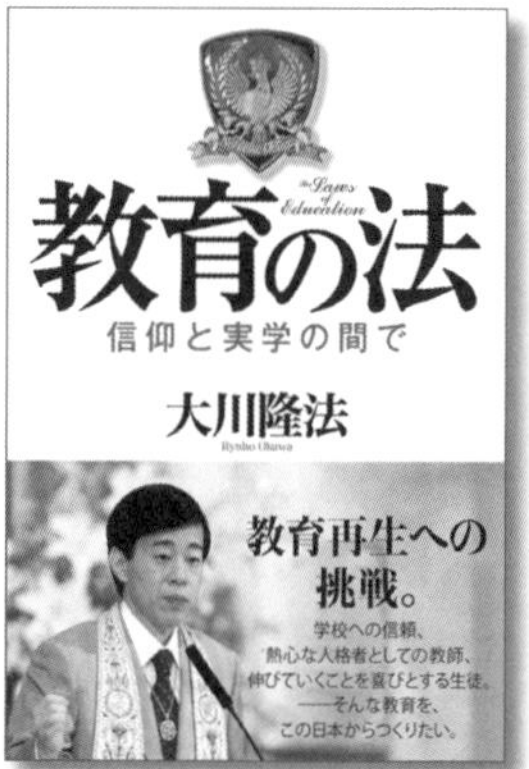

1,800円

教育の使命

世界をリードする人材の輩出を

わかりやすい切り口で、幸福の科学の教育思想が語られた一書。イジメ問題や、教育荒廃に対する最終的な答えが、ここにある。

1,800円

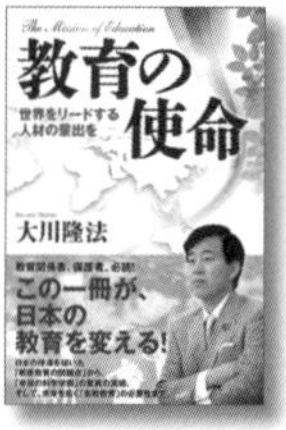

幸福の科学学園の未来型教育

「徳ある英才」の輩出を目指して

幸福の科学学園の大きな志と、実績について、創立者が那須本校と関西校の校長たちと語り合った。未来型教育の理想がここにある。

1,400円

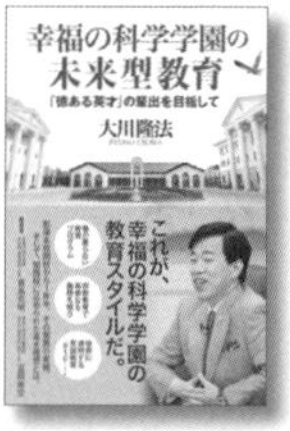

アイム・ファイン

自分らしくさわやかに生きる７つのステップ

この「自己確信」があれば、心はスッキリ晴れ上がる！　笑顔、ヤル気、タフネス、人間の魅力を磨き続けるための７つのステップ。

1,200円

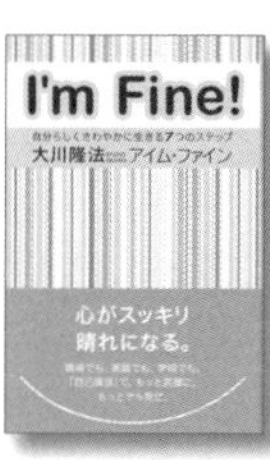

※表示価格は本体価格(税別)です。

大切なわが子を守るために

中高生が危ない！
反日日本人は修学旅行でつくられる

森 虎雄 著

今や修学旅行は、公立学校における「反日・自虐教育のメーンイベント」と化している。現役校長による、左翼偏向教育との戦いの日々を綴ったドキュメンタリー。

1,400円

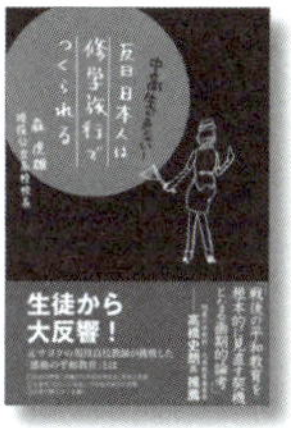

いじめ地獄から子供を救え！

「ザ・リバティ」編集部 いじめ問題取材班 編著

犯罪化したいじめ、そして事実を隠ぺいする学校や教育委員会――。いじめ問題の奥に潜む「教育界の闇」を明らかにし、「いじめ処罰法原案」等の抜本的改革案を提言する。

1,000円

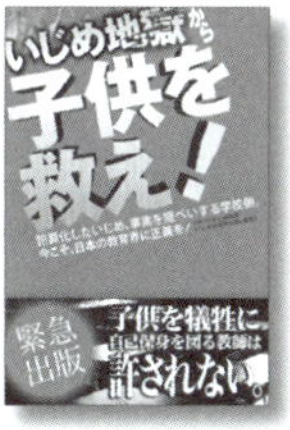

わが子にピッタリの学校選び
親子で幸せになる家庭教育の秘訣

森上展安 著

良い学校と悪い学校の見分け方は？　受験期の子供との接し方は？　豊富な事例を参考にしながら、中学受験を控えたご両親の悩みに丁寧に答える、画期的な中学受験の入門書。

1,300円

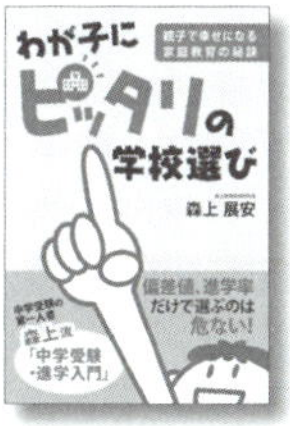

幸せな子育てを応援！

人気小児科医が教える
機嫌のいい子に育つ ママの口ぐせ

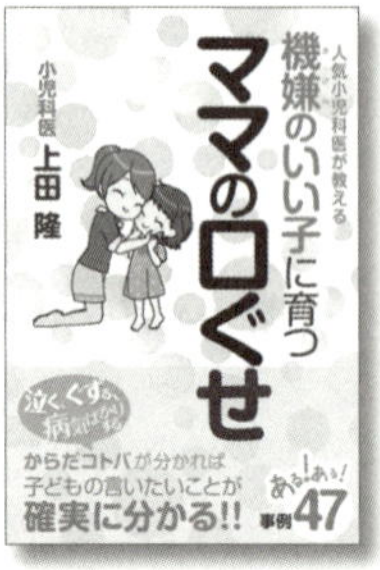

上田 隆 著

子どもの「心の声」が聴こえていますか？　わが子を、機嫌よく健やかに育てるための「魔法の言葉」と、47の事例を、かわいいイラストと漫画で分かりやすく紹介。常に手元に置きたい一書。

1,300円

生まれる前から ハッピー育児！
小児科ドクターが明かす おなかの赤ちゃんのふしぎ

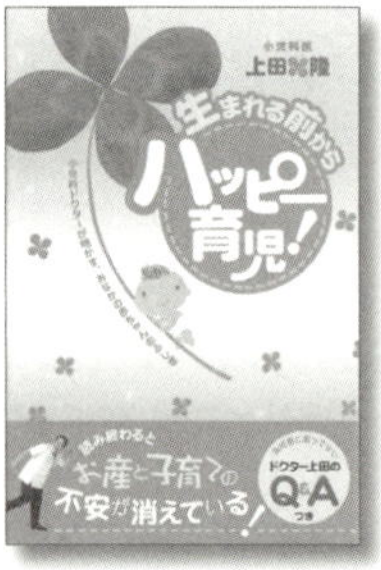

上田 隆 著

新生児医療の最先端で活躍する小児科医が、「赤ちゃんの心と体にとって、本当によいお産と育児」を解き明かす。豊富な経験をもとにした、従来の実用書にはない驚きの情報が満載。

1,200円